老年人照护技能手册

主编 王 敏 张 梅

科学出版社

北 京

内 容 简 介

　　本书以老年照护者的知识需求为导向，重点介绍了老年人服务和照顾中的核心技能，内容包括生活照护技能、预防感染照护技能、卧位与安全照护技能、管道照护技能、冷热疗法照护技能、用药照护技能、标本采集照护技能、病情观察及常见急症照护技能、康复及失智老年人照护技能和安宁照护技能。本书可用于指导培训养老护理员，有利于规范养老护理员职业行为，提升养老护理员职业技能。

　　本书通俗易懂，图文并茂，可作为养老机构护理员的培训教材，也可作为家庭照护者的技能参考工具书。

图书在版编目(CIP)数据

　　老年人照护技能手册/王敏，张梅主编.—北京：科学出版社，2022.11
　　ISBN 978-7-03-073405-1

　　Ⅰ.①老⋯　Ⅱ.①王⋯②张⋯　Ⅲ.①老年人－护理学－手册
Ⅳ.①R473-62

　　中国版本图书馆CIP数据核字（2022）第188915号

責任编辑：郝文娜/責任校对：张　娟
責任印制：赵　博/封面设计：吴朝洪

科 学 出 版 社 出版
北京东黄城根北街 16 号
邮政编码：100717
http://www.sciencep.com

北京画中画印刷有限公司 印刷
科学出版社发行　各地新华书店经销
*
2022 年 11 月第　一　版　开本：720×1000　1/16
2022 年 11 月第一次印刷　印张：9 1/4
字数：160 000
定价：59.00 元
（如有印装质量问题，我社负责调换）

编著者名单

主　编　王　敏　张　梅

副主编　姜云霞　周云平　薛　燕　李　燕　李琳琳　仇晓梅

编著者（以姓氏笔画为序）

于　水　青岛大学护理学院

王　敏　青岛大学护理学院

王　焕　山东省青岛卫生学校

王九元　中康职业培训学校

王九龙　青岛大学附属医院

王雅茹　南京市中医院

王振苹　青岛大学附属医院

井国防　青岛市急救中心

牛　青　山东省青岛卫生学校

仇晓梅　青岛阜外心血管病医院

冯文婷　中康职业培训学校

成　蕾　山东省康复研究中心

曲瑞莲　山东省青岛卫生学校

吕　晶　山东省青岛卫生学校

朱红燕　青岛市崂山区山水居生态养老中心

庄欠秀　青岛大学附属医院

刘　隽　青岛圣德医养康复集团有限公司

刘　敏　青岛大学附属医院

刘春梅　临沂市中心医院

孙　莉　青岛大学附属医院

孙丽萍　山东省青岛卫生学校

阴霄飞　上海中医药大学附属曙光医院

李　燕　南京市中医院

李娅男　济宁医学院附属医院

李晓娟　青岛大学附属医院

李海霞　青岛市急救中心

李琳琳　淄博市疾病预防控制中心

吴　鹏　邹城市人民医院
邱丽丽　山东省青岛卫生学校
宋　梅　中康职业培训学校
张　云　青岛大学附属医院
张　旭　中康职业培训学校
张　梅　青岛大学护理学院
张金玲　山东省精神卫生中心
张琳琳　中康职业培训学校
陈爱文　青岛大学附属医院
周维娜　山东省青岛卫生学校
周云平　青岛大学护理学院
周黎雪　青岛大学护理学院
单明霞　青岛大学附属医院
孟　菲　青岛大学护理学院
赵梦娇　青岛大学护理学院
赵露悦　青岛大学附属医院
胡翠萍　海军青岛特勤疗养中心
姜云霞　青岛大学护理学院
夏均玲　济宁泗水县妇女儿童医院
顾琳琳　潍坊医学院
徐　林　青岛大学附属医院
徐颜红　青岛大学护理学院
黄晓宁　山东省康复研究中心
盖文清　青岛大学心血管病医院
韩　艳　青岛大学附属医院
管翠娜　青岛大学附属心血管病医院
薛　燕　山东省康复医院

前　言

　　随着社会人口老龄化的进程不断加快，老年人"空巢"化也在进一步加剧，高龄、失能老年人的照护需求成为影响家庭幸福指数的社会问题，如何为长者创造美好晚年生活备受社会关注。我国政府高度重视并积极应对人口老龄化问题，加快养老事业发展。

　　本书以《养老护理员国家职业技能标准》为依据，以老年照护者的知识需求为导向，结合老年照护者临床经验，重点介绍了老年人服务和照顾中的核心技能，内容包括生活照护技能、预防感染照护技能、卧位与安全照护技能、管道照护技能、冷热疗法照护技能、用药照护技能、标本采集照护技能、病情观察及常见急症照护技能、康复及失智老年人照护技能和安宁疗护技能。本书可用于指导培训养老护理员，一方面有利于规范养老护理员职业行为，另一方面提升养老护理员职业技能，更好地满足养老服务需求，有利于促进老年人疾病好转或痊愈，生理功能恢复，心理障碍解除，生活能力增强，最终提高老年人的生活质量。

　　本书将常用技能以通俗易懂、深入浅出、图文并茂的方式进行呈现，强调全面性与实用性，力求做到创新性、科学性和专业性。既可作为养老机构护理员的培训教材，又可作为家庭照护者的技能参考工具书。由于编写时间紧张，难免有不妥之处，敬请广大读者提出宝贵意见，渐臻完善。

王　敏　张　梅

2022 年 7 月 13 日

目　录

第1章

生活照护技能

第一节　清洁照护技能

技能一　头发清洁

【操作目的】

1. 协助不能自理的老年人清洁头发，清除头皮屑及污物。

2. 帮助老年人按摩头皮，促进头部血液循环及头发的生长代谢。

【操作前准备】

1. 老年人　了解洗头的方法和配合要点，做好洗头准备。

2. 操作者　仪表整洁，修剪指甲，洗手，戴口罩。

3. 环境　移开床头桌、椅，关好门窗，调节室温维持在 22 ～ 24℃ 为宜，水温以 40℃ 为宜。

4. 用物　橡胶单、浴巾、毛巾、别针、纱布、不吸水棉球、量杯、洗发液、梳子、橡胶马蹄形卷或自制马蹄形垫、水壶（内装 40℃ 温水）、脸盆或污水桶、电吹风机。

【操作步骤】

1. 向老年人解释洗头的目的、方法、注意事项及配合要点。

2. 撤掉枕头，平卧位，将头靠近床边，枕头垫于肩下，使身体向头前倾斜。膝部垫靠垫。

3. 将衣领松开向内折，毛巾围在颈下，用别针别好。

4. 橡胶单和浴巾铺在枕头上，耳内塞干净棉球，眼部置纱布遮盖。

5. 不同方式洗头发

（1）马蹄形垫床上洗头法：马蹄形垫置于老年人后颈下，使颈部枕于马蹄形垫的突起处，头部置于水槽中。马蹄形垫下端置于脸盆或污水桶中（图 1-1-1）。

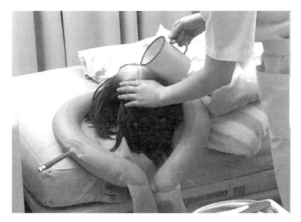

图 1-1-1　马蹄形垫床上洗头法

（2）洗头车床上洗头法：头部枕于洗头车的头托上，将接水盘置于老年人头下。

（3）坐在椅子上洗头：利用卫生间的水池或低头后高度合适的台面洗头，用毛巾将颈部围住（图 1-1-2）。

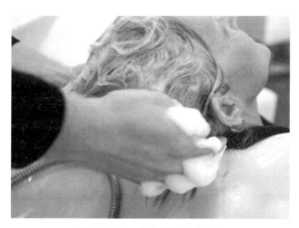

图 1-1-2　坐在椅子上洗头

6. 用棉球塞好双耳，用纱布遮盖双眼。

7. 松开头发，用温水慢慢湿润头发，直至全部润湿后均匀涂上洗发液，反复揉搓，同时用指腹反复轻轻按摩头皮。用温水反复冲洗头发，直至洗净。

8. 解下颈部毛巾，擦去头发上的水分。用毛巾包好头发，擦干面部。

9. 取下眼部的纱布和耳内的棉球。

10. 整理用物。

11. 用吹风机吹干头发，梳理成形。

【注意事项】

1. 避免空腹及饭后，应在午后阳光充足，温度适宜时洗发。

2. 洗发过程中，应注意观察老年人的状态，如面色、脉搏、呼吸的改变，如有异常，应停止操作。

3. 洗发时间不宜过长，以免老年人疲劳；洗发过程中应避免频繁转动头部。

4. 注意保持老年人舒适体位，防止水流入耳和眼。

5. 洗发过程中注意控制室温和水温，避免打湿衣物和床铺，避免着凉。

6. 洗发时，身体尽量靠近床边，保持良好姿势，避免疲劳。

技能二　手清洁

【操作目的】

1. 协助不能自理的老年人去除手部污垢、汗渍。

2. 保持老年人手部清洁干燥。

3. 餐前或便后手清洁。

【操作前准备】

1. 老年人　手部皮肤无破损，做好手部清洁的准备。

2. 操作者　仪表整洁，修剪指甲，洗手，戴口罩。

3. 环境　环境宽敞，光线充足。

4. 用物　洗手盆、温水（41～45℃）、擦手毛巾、香皂、护手霜。

【操作步骤】

1. 向老年人解释手部清洁的目的、方法、注意事项及配合要点。

2. 协助老年人取坐位或卧位。

3. 将温水注入洗手盆内，调节水温至41～45℃，将毛巾浸入水中。

4. 将老年人手部泡入温水中擦洗

（1）坐位时，可将老年人双手同时泡入温水中；取侧卧位时，先清洁老年人身体上侧手，再清洗下侧的手。擦洗时由指尖向手腕部用毛巾轻轻擦洗，可使用少许肥皂。

（2）老年人手部麻痹时，可将手放入水里充分温热后，再将手指一个一个打开，用毛巾认真擦洗指缝。

5. 更换温水清洗后用毛巾擦干。

6. 根据需要涂护手霜。

【注意事项】

1. 准备温水时，先加入冷水再加入热水，调至温度合适后再进行操作，以免烫伤老年人。

2. 清洁手的过程中，应注意观察老年人的身体状况和感受。

3. 手麻痹紧握的老年人，手心容易累积汗液和污渍，清洁后可塞小毛巾或纱布于掌心让老年人抓紧，手指缝加塞纱布或棉球预防手癣发生。

技能三　皮肤清洁（洗浴）

【操作目的】

1. 为能自主清洁皮肤的老年人在清洁过程中提供帮助和安全保护措施，满足老年人去除皮肤污垢，保持身体清洁的要求。

2. 协助不能自理的老年人进行皮肤清洁，以促进老年人血液循环，身体放松，预防细菌感染、压疮等并发症。

3. 便于照护者观察老年人的身体皮肤情况。

【操作前准备】

1. 老年人　皮肤无疾患，做好洗浴或床上擦浴的准备。

2. 操作者　仪表整洁，修剪指甲，洗手，戴口罩。

3. 环境　浴室或浴盆清洁，关好门窗，室温保持在 22 ～ 24℃，水温保持在 41 ～ 46℃，也可按老年人习惯调节；床上擦浴时调节室温在 24℃以上，关闭门窗，拉上窗帘或使用屏风遮挡。

4. 用物　淋浴或盆浴时准备毛巾、浴巾、沐浴皂或沐浴液、洗发液、防滑拖鞋、清洁的衣裤、润肤剂等。床上擦浴时准备毛巾 2 个、浴巾 2 个、清洁的衣裤、润肤剂、面盆 2 个，水桶 2 个等，水温在 50 ～ 52℃。

【操作步骤】

向老年人解释皮肤清洁的目的、方法、注意事项及配合要点。根据老年人自理情况选择不同的皮肤清洁方法。

1. 淋浴 / 盆浴的护理

（1）根据对老年人身体情况评估洗浴方法。搀扶或轮椅推送老年人至浴室。

（2）协助老年人穿好防滑拖鞋。

（3）指导老年人如何调节冷热水的开关。

（4）嘱老年人进出浴室应扶好安全把手，浴室不应锁门，操作者应在可听到呼唤的地方，并且每隔 5min 检查老年人的沐浴情况。若老年人无法自己完成沐浴，操作者应全程协助老年人。

（5）淋浴结束后协助老年人擦干身体，涂抹润肤剂，穿好干净衣裤。

（6）如使用盆浴，应协助老年人移出浴盆。

2. 床上擦浴

（1）协助老年人靠近操作者并取舒适卧位，松开盖被，移到床尾。

（2）边向老年人解释边将上衣脱掉，将浴巾盖在身上。

（3）将水盆和浴皂放于床旁桌上，倒入温水约 2/3 满。

（4）将毛巾彻底浸润，拧干毛巾，毛巾温度适宜时将毛巾叠成手套状包于操作者手上进行擦拭。

擦拭顺序：

①面颊、颈部：擦拭眼睛、鼻子、嘴部、耳部、耳后、颈部，擦洗 2 次后应换到毛巾的另一面再次擦洗，然后用干毛巾擦干（图 1-1-3）。

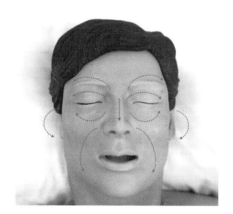

图 1-1-3　面部擦洗顺序

②上肢和手：从手指向肩部擦洗，用干毛巾擦干（图 1-1-4）。

③胸腹部：根据需要换水，检查水温。擦洗胸部，对女性应特别注意擦净乳房下的皮肤皱褶处（图 1-1-4）。腹部沿肠管走向擦洗，清洗后彻底擦干。

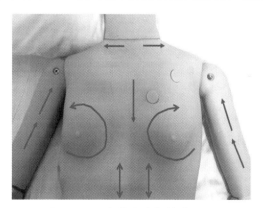

图 1-1-4　上肢和胸部擦洗顺序

④背部和腰部：协助老年人取侧卧位，背向操作者。将浴巾纵向铺于老年人身下，依次擦洗后颈部、背部、臀部（图 1-1-5）。背部从腰骶尾部由下向上

方擦洗至颈肩部，再螺旋形向下擦洗背部一侧。同法擦洗背部另一侧。臀部进行环形擦洗。擦洗完毕后，协助老年人穿好清洁的上衣。将浴巾盖于老年人胸、腹部。换水。

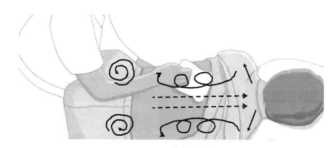

图 1-1-5　腰背部擦洗顺序

⑤下肢、足部：协助老年人平卧，脱去下衣。将浴巾纵向铺于近侧腿部下面，另一侧用浴巾遮盖。从脚踝向大腿处擦洗，洗净后彻底擦干（图 1-1-6）。将足部轻轻放于盆内清洗。相同方法擦洗另一侧下肢。擦洗后用浴巾盖好老年人。换水。

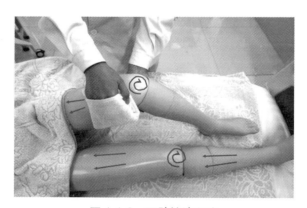

图 1-1-6　下肢擦洗顺序

⑥会阴部：将浴巾放置身体下打开。将小毛巾充分浸湿后拧干，在毛巾上涂上肥皂，从前到后擦，认真擦洗肛门及周围皮肤；换水，将会阴部的肥皂擦洗干净；用干毛巾擦干。换上干净的下衣。

⑦询问并观察老年人是否感到劳累或不适感觉。适当补充水分，休息。

⑧整理床铺，按需更换床单。清理用物，放回原处。毛巾和衣物进行清洗。

【注意事项】

1.淋浴/盆浴的注意事项

（1）沐浴应在进食 1h 后进行，以免影响消化功能。

(2) 防止老年人滑倒或意外性跌倒。

(3) 在确保安全的情况下，注意保护老年人的隐私。

(4) 根据老年人的喜好选择中性或无刺激的沐浴皂。

2. 床上擦浴的注意事项

(1) 擦浴时应动作敏捷、轻柔，减少翻动次数。应在 15 ~ 30min 完成。

(2) 皮肤褶皱较多的部位，要认真用干毛巾擦拭；皮肤较脆弱的部位，应小心擦拭；皮肤破损处，不要使用肥皂或沐浴液进行擦拭，遵医嘱进行伤口消毒或药物处理。

(3) 擦浴时注意保暖，注意遮挡，保护老年人的隐私。

(4) 操作时应节力、省力，避免肌肉损伤。

(5) 擦浴中注意观察老年人的身体变化，如出现不适症状，及时停止，并给予适当的处理。

(6) 擦浴后对皮肤破损处要进行消毒处理。

技能四　口腔清洁

【操作目的】

1. 协助不能自主进行口腔清洁的老年人保持口腔卫生、清除牙垢。

2. 预防或减轻口腔异味，增进老年人食欲，预防口腔感染等并发症。

【操作前准备】

1. 老年人　介绍口腔清洁的目的、方法，做好口腔清洁准备。

2. 操作者　仪表整洁，修剪指甲，洗手，戴口罩。

3. 环境　环境宽敞，光线充足。

4. 用物　软毛牙刷、牙膏、牙杯、温水、干毛巾、小水盆、棉棒、润唇膏等。

【操作步骤】

1. 刷牙护理

(1) 将老年人身体扶起，也可躺着刷牙。

(2) 挤上牙膏让老年人用健侧的手刷牙。刷牙时应使牙刷的毛面与牙齿成 45°，每次只刷 2 ~ 3 颗牙，刷 3 ~ 4 次，完成一个部位后再刷相邻部位（图 1-1-7）。老年人如有无法刷到的牙齿，帮助其刷干净。

(3) 刷洗干净后，用杯中的温水认真漱口，吐到准备好的盆中。

(4) 用干毛巾擦净口唇周围。

(5) 牙刷洗净后甩去多余的水分，控干待用。

2. 漱口　面部活动障碍、感觉障碍、进食障碍的老年人，口腔内易有食物残留，造成感染口腔疾病，因此漱口非常重要。

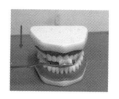
上牙从上往下刷

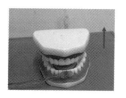
下牙从下往上刷

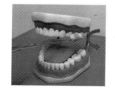
上后牙外侧从上往下刷

下后牙内侧从下往上刷

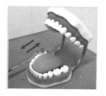
咬合面要来回刷

图 1-1-7　刷牙的方法和顺序

（1）自己能漱口的老年人让其将水含在口中，左右侧咕嘟咕嘟 5s 左右，吐出，反复多次。

（2）老年人不能漱口时，可用长嘴壶将温水注入口腔之后再让老年人吐出。

3. 棉棒擦洗牙齿

（1）对于不能自己漱口的老年人，可以协助老年人用棉棒擦洗牙齿。用温水蘸湿棉棒，挤掉多余水分，擦上唇及上牙牙龈间。

（2）用另一根棉棒擦洗下唇及下牙牙龈间。

（3）擦洗舌面及舌下部。

（4）根据情况更换棉棒，认真擦净牙齿的表面及牙齿内侧。

（5）用温水漱口，用干毛巾擦净口唇周围。

（6）没有牙齿的老年人，也应该用棉棒擦拭嘴唇、牙龈、舌等，并漱口。

（7）将口唇涂一层润唇膏。

（8）整理用物。

【注意事项】

1. 老年人可以刷洗到的部位尽量让其自己清洗。

2. 协助老年人养成每天早上洗脸、刷牙的好习惯。

3. 尽可能离开床到浴室去清洗，如果身体情况不允许可在床上进行。

4. 用棉棒擦洗时，注意棉棒不能过湿。

5. 对于痴呆老年人的照料，应在其情绪稳定时进行口腔清洁。当老年人拒绝开口时要慢慢交流，用棉棒按摩口唇可使其放松。

技能五　会阴部清洁

【操作目的】

1. 帮助不能自理的老年人保持会阴部清洁、舒适，清除异味。

2. 预防和减少会阴部感染。

【操作前准备】

1. 老年人　介绍会阴部清洗的目的和方法，会阴部皮肤无破溃、炎症。

2. 操作者　仪表整洁，修剪指甲，洗手，戴口罩。

3. 环境　关闭门窗、屏风遮挡，减少老年人暴露。

4. 用物　清洁棉球、无菌溶液、大量杯、镊子、一次性手套、防水垫、浴巾、温水（温度不超过40℃）。

【操作步骤】

1. 老年人臀下垫防水垫；脱掉对侧裤腿搭于近侧腿上，对侧腿用被子遮盖。

2. 协助老年人双腿屈曲略外展，暴露会阴部，置便盆于老年人臀下，协助老年人排空尿液。

3. 操作者戴一次性手套后，擦洗外阴。

（1）男性擦洗顺序：大腿内侧→阴茎（由尿道口螺旋形擦洗至冠状沟）→阴茎体部→阴囊部。

（2）女性擦洗顺序：大腿内侧→阴阜→阴唇→分开阴唇，清洗尿道口和阴道口→由上向下擦洗肛门。

4. 手持量杯用清水冲洗会阴部，擦干会阴部后撤去便盆。

5. 协助老年人取侧卧位，擦洗肛周及肛门部位。如有需要可在肛周或会阴部位涂抹凡士林。

6. 操作完毕，协助老年人更换裤子，撤掉用物。

【注意事项】

1. 每擦洗一处更换毛巾位置，如果使用棉球，每擦洗一处更换一个棉球。

2. 操作中减少暴露，注意保暖。

3. 注意观察会阴部皮肤情况。

第二节　饮食照护技能

技能一　饮水照护技能

【操作目的】

1. 为老年人补充水分，满足老年人饮水的需求。

2. 降低血液黏稠度，有助于化痰、防治便秘等。

【操作前准备】

1. 操作者　仪表整洁，修剪指甲，洗手。

2. 环境　安静、整洁、无异味。

3. 用物　水杯、毛巾、围兜、纸巾、吸管、汤勺、温开水（35～40℃为宜）。

【操作步骤】

1. 了解老年人的身体状况，评估老年人完全咽下一口水需吞咽的次数，饮水有无呛咳，是否需要借助吸管饮水。

2. 协助老年人取坐位或半坐卧位，偏瘫老年人取健侧卧位，头偏向一侧，在老年人胸前围好毛巾或围兜。

3. 先滴几滴准备好的温开水在操作者掌侧腕部，操作者感觉温热、不烫，则水温适宜。

4. 可自行饮水者，操作者将盛好水的水杯递给老年人，指导老年人低头缓慢喝入或吸入口中。

5. 不能自行饮水者，操作者用汤勺喂水，每次1/3～2/3汤勺，待老年人咽下后再喂下一勺。

6. 饮水完毕，用毛巾或纸巾擦干老年人口角的水痕。

7. 叮嘱老年人饮水后维持原体位10min，以免引起胃部不适。

8. 清洗水杯或汤勺，必要时记录饮水量。

【注意事项】

1. 饮水时要注意避免呛咳的发生，喂水速度要慢，老年人自行饮水时叮嘱其尽量低头，缓慢饮入。

2. 指导老年人每天摄入必要的水分，一般情况下每天适宜饮水量为1500～2000ml。

技能二　进食照护技能

【操作目的】

1. 为能自主进食的老年人提供科学合理的饮食照料，满足老年人机体营养的需求。

2. 协助不能自主进食的老年人进餐，帮助老年人摄入足量、合理的营养。

【操作前准备】

1. 老年人　餐前洗手、漱口，做好进餐卫生防护措施和用餐准备。

2. 操作者　仪表整洁，修剪指甲，洗手。

3. 环境　餐厅或房间内安静、整洁、无异味，温度适宜，餐桌干净。

4．用物　老年人围兜、毛巾、纸巾、餐具及辅助进食器具等。

【操作步骤】

1．了解老年人的身体状况，确认老年人饮食习惯，有无禁忌食物，有无饭前用药，有无义齿，是否需要排便。

2．协助老年人洗手，漱口，系好围兜等。

3．根据老年人身体状况安排就餐地点、安置就餐体位

（1）在餐厅座椅自主进餐：尽量选用靠背椅或扶手椅，协助老年人稳妥舒适的坐在椅子上，身体与餐桌之间没有空隙。

（2）在轮椅上自主进餐：固定轮椅，使用轮椅上桌面就餐，或将轮椅推至餐桌旁，固定轮椅，身体与餐桌之间没有空隙。

（3）坐在床边自主进餐：协助老年人坐在床边，将桌子放至近侧，身体与桌子之间没有空隙。

（4）床上坐位或半坐位自主进餐：摇起床头及膝下支架，协助老年人采取舒适、安全的坐位或半坐位，必要时加床档，放好跨床桌，桌子靠近身体，使用防水垫或围兜避免弄脏被褥及衣服。

（5）床上侧卧位协助进餐：适当摇起床头支架，抬起头部和整个上半身，协助老年人采取右侧卧位（以防压迫胃部引起不适），面向操作者，后背放软枕支托，使用防水垫或围兜避免弄脏被褥及衣服。

（6）床上平卧协助进餐：抬高头部，脸朝向一侧，以免食物误吸，严重呛咳者摇起床头支架30°，颈部前屈，使用防水垫或围兜避免弄脏被褥及衣服。

4．指导老年人自主进餐

（1）向老年人介绍菜谱，确认饭菜温度是否适宜，将饭菜摆放在老年人易于取到的位置，鼓励身体有残疾的老年人用自助器具自己用餐。

（2）进餐时建议老年人先喝汤，提醒每次放入口中的食物不要太多，细嚼慢咽，防止发生呛咳；注意观察老年人的进餐情况，老年人希望单独进餐时，照护者可打开门并在远处观察，发生意外及时处理。

（3）老年人进食过少或过多时应查明原因，给予相应处理。

5．协助老年人进餐

（1）卧床的老年人：向老年人介绍饭菜，让老年人亲眼确认食物，了解老年人的喜好和进食习惯，按照主食、菜、汤等食物交替吃的方法耐心喂食；进食的量和速度以老年人的情况和要求而定，不可催促老年人，以便于其咀嚼和吞咽，取食物送入口中的动作尽量在老年人的视野内进行，筷子和勺子不要碰到老年人的牙齿或牙龈上；进流质饮食和水时，可使用吸管、长嘴壶或勺子，从嘴角放入，避免引起噎呛。

（2）偏瘫的老年人：食物应从没有麻痹的一侧送入口中，每次送入口中的食物不宜过多，避免口内积攒食物。

（3）有视力障碍的老年人自主进食时，向其介绍菜谱，食物按时钟平面放置，告知老年人食物种类、方位，从斜后方引导老年人触摸餐具及确定摆放位置，如6点钟位置放饭，12点钟位置放汤，3点钟位置及9点钟位置放菜等，以利于老年人按顺序摄取，护理人员在旁照料，必要时给予协助。

（4）咀嚼有困难的老年人：饭菜烹调时切小块、研碎煮烂，护理人员帮助将食物分成容易入口的小块，鱼类食物将鱼刺挑出，提醒老年人小口、慢食。

（5）痴呆的老年人：每次进食应在同一时间、同一地点，使用同一种餐具进餐，采取少食多餐，避免过量饮食及误食危险物品。

6.进食时间以30～40min为宜。

7.饭后及时撤去餐具，清理食物残渣，整理床单位；照料老年人漱口、刷牙、清理义齿及洗手；确认有无饭后用药，进餐后体位保持一段时间，无异常后根据老年人的意愿安置舒适卧位。

8.记录老年人进餐情况，发现异常及时反馈给家属及医生，征求老年人及其家属对饭菜及自助器具的意见，以便于改进。

【注意事项】

1.确保老年人是在完全清醒的状态下进餐，防止发生危险。

2.口腔黏膜干燥、吞咽功能低下及长期卧床的老年人进食时，注意固体食物与液体食物交替食用，防止发生噎呛。

3.尽量避免进食强烈刺激的食物及粉末状食物，以免发生噎呛。

4.吸入液体食物时，一次不可吸入过多，操作者应控制好角度及流量。

第三节　排泄照护技能

技能一　排尿照护技能

【操作目的】

1.协助具有一定自理能力的老年人完成排尿过程，提高老年人生活质量。

2.为不能自理的老年人采取合适的排尿方式，满足老年人排尿需求。

【操作前准备】

1.老年人　介绍操作目的和方法，取得老年人的配合。

2.操作者　仪表整洁，修剪指甲，洗手。

3.环境　卫生间或房间内清洁宽敞，温度适宜，光线充足，关闭门窗，要注意保护老年人隐私（必要时用屏风遮挡）。

4.用物　防水垫、男性尿壶或女性尿壶、卫生纸等，必要时备好温水、水盆和毛巾。

【操作步骤】

1.协助卧床老年人排尿

● 男性老年人

（1）老年人臀下铺防水垫，协助老年人褪裤子至膝部并取侧卧位。能自理的老年人，从被子下递入尿壶后离开（图1-3-1）；不能自理的老年人，将阴茎插入尿壶的接尿口，用手扶住尿壶把手固定，阴茎不易插入时，操作者应戴手套帮助将其插入。

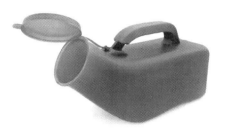

图 1-3-1　男性尿壶

（2）排尿完毕撤下尿壶，清洗会阴部，取出防水垫，整理好衣服，协助老年人洗手或擦手，取舒适卧位，盖好被子。

（3）开窗通风，观察排泄物，及时清洗、消毒尿壶，减少异味。

● 女性老年人

（1）老年人臀下铺防水垫，取平卧位。能自理的老年人，操作者从被子下递入女性尿壶（图1-3-2），可协助老年人抬起上身使会阴部向下，这种姿势利于排尿，也容易让老年人握住把手；不能自理的老年人，协助脱下内裤、裤子，取屈膝仰卧位，两腿分开，操作者一手拿尿壶，使尿壶的开口边缘紧靠在会阴部，一手用叠好的纵长卫生纸盖住会阴部，防止尿液飞溅。

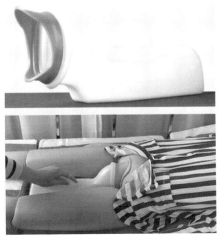

图 1-3-2　女性尿壶及使用方法

（2）排尿完毕撤下尿壶，清洗会阴部，取出防水垫，整理好衣服，协助老年人洗手或擦手，取舒适卧位，盖好被子。

（3）开窗通风，观察排泄物，及时清洗、消毒尿壶，减少异味。

2. 尿潴留老年人的护理

（1）关闭门窗，调节室温，使用围帘或屏风进行遮挡，请无关人员离开，为老年人提供隐蔽的排尿环境，使其安心排尿。

（2）病情许可时，协助老年人取坐位或抬高上身，使其以习惯姿势排尿，对需绝对卧床的老年人，应事先有计划地训练床上排尿，以免因不适应排尿姿势的改变而导致尿潴留。

（3）利用条件反射，如听流水声或用温水冲洗会阴诱导排尿；必要时实施导尿术。

（4）做好心理护理，理解和安慰老年人，消除其紧张和焦虑的情绪。

（5）向老年人讲解尿潴留的有关知识，指导老年人养成定时排尿的习惯。

【注意事项】

1. 协助排泄时，要顾及老年人的自尊心及羞耻心，用围帘或屏风进行遮挡；操作者根据老年人情况及意愿陪伴或退出守候。

2. 指导老年人采取安全的姿势排尿，防止发生坠床。

技能二　尿失禁照护技能

【操作目的】

保持尿失禁老年人会阴部皮肤清洁、干燥，减轻尿失禁老年人心理负担、促进身心愉悦。

【操作前准备】

1. 老年人　做好老年人心理护理，向老年人解释操作的目的、方法和配合要点，取得老年人的同意，做好会阴部清洁准备。

2. 操作者　仪表整洁，修剪指甲，洗手。耐心安慰老人，尽量消除其羞愧、自责心理。

3. 环境　卫生间或房间内温度适宜，关闭门窗，要注意保护老年人隐私（必要时拉屏风遮挡）。

4. 用物　防水垫、一次性尿垫或纸尿裤、浴巾、卫生纸、便盆及便盆巾、尿壶、纸尿裤、温水、水盆、清洁毛巾、清洁大单和被套、清洁衣物等。

【操作步骤】

1. 更换污染衣裤和床单

（1）向老年人解释操作的目的、方法和配合要点，取得老年人的同意。

（2）床上铺防水垫，用温水清洗会阴部皮肤，擦干后更换衣裤、床单、尿垫、纸尿裤，保持皮肤及床铺清洁、干燥。

（3）注意观察骶尾部皮肤，定期按摩受压部位，预防压疮的发生。

2. 纸尿裤的更换

（1）根据老年人的情况，选择合适的纸尿裤。

（2）操作者注意观察，决定更换纸尿裤的时间，向老年人说明更换纸尿裤的必要性、目的及所需的时间。防止排泄物刺激皮肤，保持会阴部及臀部的清洁，预防尿路感染。

（3）更换纸尿裤时用围帘遮挡，臀下垫防水垫，老年人取屈膝仰卧位，双腿分开，解开纸尿裤，纵向打开，观察排泄物，清理污渍，协助老年人取侧卧位，清洁臀部，观察局部皮肤情况，将脏纸尿裤内卷，干净的纸尿裤放在近侧铺好；再将老年人转向相反方向侧卧，取出脏纸尿裤，展开新纸尿裤后，老年人取仰卧位，穿好纸尿裤。

（4）老年人取舒适卧位，盖好被子，注意保暖，开窗通风。

3. 必要时用接尿器引流尿液。女性老年人用女式尿壶紧贴外阴部接取尿液，男性老年人可用尿壶接尿，或用阴茎套连接集尿袋，但此方法不宜长时间使用，每天定时取下阴茎套和尿壶，清洗会阴部，保持局部清洁、干燥。

4. 病情允许，指导老年人每日白天摄入液体 2000 ～ 3000ml，多饮水可促进排尿反射，预防泌尿系感染，入睡前尽量少饮水，避免夜尿增加影响老年人休息。

5. 观察排尿反应，定时给予便器，建立规律的排尿习惯，开始可每 1 ～ 2h 使用便器一次，以后间隔时间逐渐延长，促进排尿功能的恢复；使用便器时，可用手轻轻按压膀胱，协助排尿，注意不可用力过大。

6. 指导老年人进行骨盆底部肌肉的锻炼，以增强排尿控制能力；指导老年人取立、坐或卧位，试做排尿（排便）动作，先慢慢收紧盆底肌肉，然后再缓慢放松，每次 10s 左右，连续 10 次，每次 20 ～ 30min，每日数次，以老年人感觉不疲乏为宜。

7. 长期尿失禁的老年人，可行留置导尿，保持皮肤清洁、干燥；根据老年人情况定时夹闭和引流尿液，锻炼膀胱壁肌肉张力，重建膀胱储存尿液的功能。

【注意事项】

1. 尿失禁老年人多数会紧张和焦虑，精神忧郁、丧失自尊，操作者要尊重和理解他们，给予心理上的安慰、开导、鼓励和支持，使其树立战胜疾病的信心，积极配合治疗和护理。

2. 选择纸尿裤时，注意尺寸及吸水量，注意背部不要有皱褶和接缝；穿好后松紧合适，以老年人腹部不勒、腿能自由活动为宜。

⚙️ 技能三　排便照护技能

【操作目的】

协助老年人采取合适的排泄方式，提高老年人的生活质量及生活自理能力，减轻老年人在他人帮助下排泄的精神负担，使老年人身心愉快。

【操作前准备】

1. 老年人　有便意，知晓配合方法和注意事项，做好心理准备。

2. 操作者　仪表整洁，修剪指甲，洗手，戴口罩。

3. 环境　卫生间或房间内清洁宽敞，温度适宜，注意保护老年人隐私，关闭门窗或屏风遮挡。

4. 用物　防水垫、浴巾、卫生纸、便盆及便盆巾、尿壶、尿不湿、清洁毛巾、温水、水盆等。

【操作步骤】

1. 协助使用卫生间内马桶排泄

（1）卫生间马桶旁设有纵向扶手、横向扶手、L形扶手等，卫生间地面为防滑设计。

（2）根据对老年人身体情况的评估，搀扶或轮椅推送老年人至马桶旁，老年人身体健侧靠近马桶，轮椅放置在与马桶站立位置成30°～40°的位置，固定好轮椅，抬起脚踏板，老年人健侧的手抓住扶手，重心移到健侧站起，站稳后以健侧下肢为轴转身使臀部位于马桶正上方。

（3）协助褪下裤子和内裤，以健侧的手抓紧扶手，支撑着慢慢坐下，不要突然坐下，老年人坐稳后，如能够独立排便者，将卫生纸放好、呼叫器放在老年人可以够到的位置，打个招呼退出。

（4）排便后用卫生纸擦拭会阴部、肛门部，如老年人不能独立完成擦拭，操作者协助其完成，并确认局部清洁。

（5）老年人用健侧手抓住扶手，站稳，整理好衣服；以健侧的下肢为轴，从马桶向轮椅的正上方转身，操作者一边支撑老年人的身体，一边慢慢协助老年人坐在轮椅上，调整舒适坐姿。

（6）将轮椅推至洗手池旁，协助老年人洗手；观察排泄物的的量、颜色、性状等，及时冲洗马桶，卫生间清洁、换气，保持空气清新、无异味。

2. 协助使用便携式坐便器排泄

（1）根据对老年人身体情况的评估，确定使用坐便器方法、放置场所，注意选用安全性高的产品，如重量相宜、有扶手、有靠背的坐便器。

（2）将便携式坐便器放在方便老年人使用的地方，能从床上移动到坐便器的老年人，坐便器要和床保持在同一高度。

（3）协助老年人站立，站稳后将老年人内裤、裤子脱至膝盖以下，坐在坐便器上，坐稳，手扶住床栏杆或坐便器扶手，浴巾盖住老年人的会阴及大腿，保暖及保护老年人隐私，能自己独立排便的老年人，操作者打个招呼，拉上围帘，退出。

（4）老年人排便完毕，操作者协助擦净会阴部，站起，提上内裤、裤子，洗手。

（5）观察大小便的量、色及形状，冲净便器，开窗通风。

3. 协助使用便盆排泄

（1）便盆使用前以适当的温度加温，使老年人舒适；便盆里面垫卫生纸，便于清理粪便。

（2）掀开盖被，老年人取屈膝仰卧位，两腿稍分开，抬起臀部，臀下铺防水垫，上衣卷至腰部，裤子、内裤褪至膝下。

（3）能配合的老年人，让其双脚向下蹬床，抬起背部和臀部，操作者一手托起腰骶部，一手将便盆置于臀下；不能配合的老年人，先协助老年人侧卧，放置便盆于老年人臀部后，操作者一手紧按便盆，另一手帮助老年人恢复平卧位；或两位操作者一起抬起老年人臀部后放置便盆；使老年人坐于便盆中央，在可能的范围内，可稍许抬起上身。

（4）女性用叠好的卫生纸纵长盖住阴部，防止尿液飞溅；让老年人膝盖并拢，盖上毛巾被，根据情况守候床旁或拉上围帘退出。

（5）排便完毕，协助老年人擦净会阴部，让老年人双腿用力抬起臀部，操作者一手抬高老年人腰和骶尾部，一手取出便盆，盖上便盆巾。

（6）撤下防水垫，整理好衣服，洗手，取舒适卧位，盖好盖被。

（7）开窗通风，观察老年人排泄物的量、色、形状等，清理便盆。

【注意事项】

1. 坐便器要有一定的重量，防止老年人有坐翻的危险；注意防滑和防污渍，坐便器下可放橡胶垫。

2. 协助排泄时，要顾及老年人的自尊心及羞耻心，用围帘或屏风遮挡；操作者根据老年人情况及意愿陪伴或退出守候。

3. 指导老年人养成良好的排便习惯，每日定时排便。

4. 建立合理的饮食结构，根据老年人身体情况，适量增加膳食纤维，多食新鲜蔬菜、水果，适量饮水，防止便秘。

5. 有心脏疾病的老年人，排便过程中应避免过度用力，防止意外发生。

第四节　其他生活照护技能

技能一　剃须照护技能

【操作目的】

协助老年男性剃须、清洁面部，维持老年人形象清爽。

【操作前准备】

1. 老年人　了解剃须的目的，掌握剃须的方法，做好剃须的准备。

2. 操作者　仪表整洁，修剪指甲，洗手。

3. 环境　环境宽敞，光线充足。

4. 用物　安全剃须刀、剃须泡沫、热毛巾、温水、润肤乳等。

【操作步骤】

1. 用热毛巾热敷下颌，使胡须柔软，将剃须膏抹在下颌部。

2. 一只手拿着剃须刀，另一只手绷紧皮肤。剃须刀与皮肤约成直角，按照从左到右、从下往上的顺序开始剃须。

3. 剃完胡须后，用温水冲洗或用热毛巾擦拭，检查是否刮净。

4. 必要时涂抹润肤乳。

【注意事项】

1. 剃须时应从下向上，缓慢进行，避免损伤皮肤。

2. 自己可以剃须的老年人，可以鼓励其使用既简单又安全的电动剃须刀。

3. 谵妄或躁动的老年人应避免此项操作。

4. 剃须刀应为老年人个人专用，不与他人共用，避免传播疾病。

5. 帮助老年人养成每天剃胡须的习惯。

技能二　修剪指（趾）甲照护技能

【操作目的】

帮助老年人完成指（趾）甲修剪，防止指（趾）甲过长，污垢积聚，避免抓伤皮肤引起的感染，促进清洁卫生。

【操作前准备】

1. 老年人　向老年人说明指（趾）甲过长的危害，做好修剪指（趾）甲准备。

2. 操作者　仪表整洁，修剪指甲，洗手，戴口罩。

3. 环境　环境宽敞，光线充足。

4. 用物　指甲刀、指甲锉、毛巾、纸巾、水盆、热水。

【操作步骤】

1. 向老年人说明修剪指（趾）必要性，准备热水 40℃ 左右，将手和脚分别泡在热水中 5 ～ 10min，毛巾擦干。

2. 手下垫纸巾，逐一修剪指甲，修剪成半弧形，用指甲锉修整。

3. 足下垫纸巾，修剪趾甲成平形，用指甲锉修整。

4. 纸巾包裹剪下的指（趾）甲碎屑丢入垃圾桶。

5. 安置老年人于舒适体位，整理床单。

6. 观察老年人的面色表情及情绪是否有变化。多与老年人交流。

7. 整理用品，消毒指甲刀、指甲锉，洗手。

【注意事项】

1. 修剪指（趾）甲前先用热水浸泡数分钟，使指（趾）甲变软，便于修剪，也可以在老年人沐浴后修剪。

2. 先剪手指甲，后剪脚趾甲。

3. 指甲宜剪成弧形，脚趾甲宜修剪平，两侧略微修剪不留锐角。

4. 指（趾）甲有真菌感染者应用专门的指甲剪，与其他指（趾）甲修剪分开，用后消毒，剪后遵照医嘱涂药。

5. 指甲刀最好个人专用。

技能三　更衣照护技能

【操作目的】

协助因偏瘫或其他疾病不能自行更衣的老年人更换衣物，增加老年人身体舒适度，保持清洁，促进身心愉悦。

【操作前准备】

1. 老年人　介绍操作目的、方法和配合要点，做好更衣准备。

2. 操作者　仪表整洁，修剪指甲，洗手，戴口罩。

3. 环境　调节室温在 22℃ 左右，关闭门窗，拉上窗帘。

4. 用物　干净的衣物、小毛毯、脏衣桶等。

【操作步骤】

1. 坐位脱前开口式衬衫的方法

（1）指导老年人用健侧的手解开衬衫的纽扣。

（2）用健侧的手把患侧的衬衫移到肩膀处，并把衬衫往背后拉一下。

（3）从衬衫中先拿出健侧的手。

2. 坐位穿前开口式衬衫的方法

（1）用健侧的手抓住衬衫，让患侧的手穿过袖口。

（2）用健侧的手抓住衬衫，将衬衫披在背后。

（3）让患侧的手穿入衬衫的袖子。

（4）让老年人将健侧的手伸入披在肩上的衬衫的袖口内。

（5）用健侧的手扣上纽扣。

3. 坐位脱圆领 T 恤的方法

（1）指导老年人用健侧的手抓住 T 恤的领口，将 T 恤拉到颈部的位置。

（2）用健侧的手抓紧 T 恤的后领往前脱，露出头部。

（3）把 T 恤拉到手臂前方，从 T 恤中拿出健侧的手臂。

（4）用健侧的手将 T 恤从患侧的手中脱下来。

4. 坐位穿圆领 T 恤的方法

（1）指导老年人用健侧的手拿着 T 恤，将患侧的手先穿进 T 恤的袖子里。

（2）用健侧的手把 T 恤从头上罩下。

（3）头伸出 T 恤后，再将健侧的手伸进 T 恤穿好袖子。

（4）用健侧的手抓住 T 恤，往下拉 T 恤，穿好理平。

5. 坐位更换裤子的方法

（1）让老年人抓住扶手或扶住桌子站起，帮助其脱下裤子。

（2）让老年人坐在椅子上。

（3）从健侧先脱掉裤腿后再脱掉患侧的裤腿。

（4）从患侧穿清洁的裤腿，再穿上健侧的裤腿。

（5）帮助老年人站起，自己或在操作者的协助下把裤子提到腰部。

（6）让老年人重新坐下，把裤子穿好。

6. 卧位更换睡衣的方法

（1）帮助卧床老年人采取仰卧位。操作者站到老年人身体健侧的床边。

（2）从健侧脱睡衣，脱下患侧的肩部，从腋下伸入手，边下拉衣服边屈肘，脱下健侧的衣服。

（3）将脱下的一半衣服向身体下面蜷曲。

（4）帮助老年人采取健侧在下，侧卧位，脱下患侧衣服。

（5）穿好健侧的袖子，睡衣打开包裹住身体。

（6）让老年人平躺，穿上健侧的衣服。

（7）将衣服对襟相合，系上带子。

（8）让老年人将健侧的腿弯曲，用力将腰臀部抬起，将裤子脱到膝盖处。

（9）脱下健侧裤腿后再脱下患侧。

（10）先穿患侧裤腿，后穿健侧裤腿，健侧膝盖弯曲，抬起臀部，穿上裤子。

【注意事项】

1. 在帮助老年人穿脱衣时，首先要确保室温在 22℃ 左右。

2. 注意遮盖，保护老年人隐私。

3. 穿上衣服后轻轻地理平背后衣服的褶皱，尊重老年人生活习惯。

4. 有肢体偏瘫和疼痛的老年人，应该从健侧脱衣，从患侧穿衣。

5. 在帮助老年人脱裤子时，最好取坐位，要保持平衡，站立时防止跌倒。

6. 尽量鼓励老年人在力所能及的范围内自己更衣。

技能四　预防压疮照护技能

【操作目的】

1. 促进老年人皮肤的血液循环，预防压疮等并发症的发生。

2. 观察老年人皮肤有无破损，满足老年人的身心需要。

【操作前准备】

1. 老年人　了解背部按摩的目的及配合要点，背部皮肤完整，无破损，无炎症，无伤口。

2. 操作者　衣帽整洁，修剪指甲，洗手，戴口罩。

3. 环境　调节室温至 24℃ 以上，关闭门窗，拉上窗帘或使用屏风遮挡。

4. 用物　毛巾、浴巾、50% 乙醇、水盆内盛 50～52℃ 的温水、屏风。

【操作步骤】

1. 向老年人解释背部按摩的目的，取得配合。

2. 将盛有温水的水盆置于床旁桌或椅子上。

3. 协助老年人取俯卧位或侧卧位，背向操作者。

4. 暴露背部、肩部、上肢和臀部，将身体的其他部位用被子盖好。将浴巾纵向铺在背部下面。

5. 用毛巾擦洗颈部、肩部、背部和臀部。

6. 将两手掌蘸少许 50% 乙醇，以手掌的大、小鱼际做按摩。

7. 先将手放于骶骨部位，以环形方式按摩，从臀部向肩部按摩，按摩肩胛部时应用力稍轻（图 1-4-1）。

8. 再从上臂沿背部的两侧向下按摩至髂嵴部位。勿将手离开老年人皮肤，至少持续按摩 3min（图 1-4-1）。

9. 用拇指指腹蘸 50% 乙醇，由骶尾部开始沿脊柱旁按摩至肩部、颈部，继续按摩向下至骶尾部（图 1-4-1）。

10. 进行 3min 的背部轻叩。

11. 用浴巾将背部过多的乙醇擦净，协助老年人穿好衣服。

12. 协助老年人取舒适卧位，整理床铺，拉开隔帘或撤去屏风。

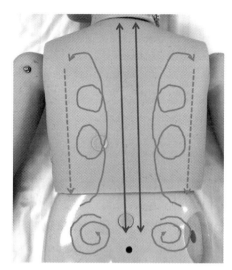

图 1-4-1　背部按摩

【注意事项】

1. 减少不必要的暴露，保护老年人的隐私，注意保暖。

2. 按摩过程中，注意观察老年人的情况，如有异常，立即停止。

3. 操作者按摩时应注意节时省力。

第2章

预防感染照护技能

第一节　常用消毒方法

技能一　紫外线消毒法

【操作目的】

1. 消毒病房内的空气。

2. 消毒传染患者的物品，如衣物、信件、钱币等，预防感染和疾病传播。

3. 对房间内老年人的床单位（床、床垫、床褥，枕芯、棉胎或毛毯、大单、被套、枕套、床旁桌、床旁椅等）进行终末消毒。

【操作前准备】

1. **操作者**　仪表整洁，修剪指甲，洗手。

2. **环境**　清洁，适宜温度 20 ～ 40℃，湿度为 40% ～ 60%。

3. **用物**　防护镜、眼罩、支被架、清洁紫外线灯。

【操作步骤】

1. 空气消毒

（1）使用紫外线消毒灯进行空气消毒时，室内尽量不留人。向房内人员解释并协助其离开房间，行动不便不能离开房间者需佩戴眼罩，头部用支被架支撑，棉布单遮挡（使用紫外线空气消毒器进行消毒时，人员可不必离开病室）。

（2）紫外线灯空气消毒时消毒距离地面不超过 2.2m，30W 紫外线灯可消毒约 10m^2 的面积。

（3）关闭门窗，打开紫外线消毒装置。

（4）关闭房门，门口设紫外线消毒指示牌。紫外线灯亮后 5 ～ 7min 开始计时，消毒时间不少于 30min。

（5）消毒结束后，关闭紫外线装置。取下支被架和眼罩，开窗通风 30min，洗手记录。

2. 物品消毒

（1）进行紫外线灯物品消毒时，房间内尽量不留人。向房内人员解释并协助其离开房间，行动不便不能离开房间者需佩戴眼罩，头部用支被架支撑，棉布单遮挡。

（2）关闭门窗，打开柜门，充分展开衣物被褥等。

（3）调节紫外线灯管的距离，物品消毒有效距离为 25 ～ 60cm。

（4）连接紫外线灯的电源，开启紫外线灯，灯亮后 5 ～ 7min 开始计时。

（5）关闭房门，门口设紫外线消毒指示牌。

（6）照射时间 20 ～ 30min，消毒结束 3 ～ 4min 待灯管冷却后，关闭紫外线灯。

（7）取下支被架和眼罩，开窗通风 30min，洗手记录。

【注意事项】

1. 被消毒物品直接暴露于紫外线下，避免被其他物品遮盖。

2. 选择适宜的紫外线灯，定期检测，普通 30W 直管型灯管照射强度应不低于 $70\mu W/cm^2$，使用时间不超过 1000h。

3. 每周用无水乙醇布巾擦拭紫外线灯管一次，保持灯管清洁。

4. 做好护理人员和老年人的防护，紫外线对人的眼睛和皮肤有刺激作用，必要时应佩戴护目镜或穿防护服。

5. 紫外线灯照射完毕后应注意开窗通风。

技能二　煮沸消毒法

【操作目的】

1. 消毒金属、搪瓷、玻璃和餐饮具或其他耐湿、耐高温的物品，预防感染和疾病传播。

2. 消毒老年人的餐具和棉织品，如毛巾、浴巾等，促进清洁卫生，预防疾病。

【操作前准备】

1. 操作者　仪表整洁，修剪指甲，洗手。

2. 环境　清洁。

3. 用物　消毒锅或容器、清水、待消毒物品（耐潮湿、耐高温）。

【操作步骤】

1. 将待消毒物品刷洗干净。

2. 消毒锅或容器内放适量清水，将物品放入。将待消毒物品盖子、轴节打开，管腔内灌水后有序放入水中，使物品完全浸没在水中 ≥ 3cm。对棉织品煮沸消毒时，一次放置物品不宜过多，煮沸时略加搅拌。根据用品的材质、用途分别进行煮沸消毒。

3. 盖上消毒锅或容器的盖子，加热至水沸，开始计时（5～10min 杀灭细菌繁殖体，15min 杀灭多数细菌芽孢）。

4. 消毒结束，取出物品，晾干备用。

5. 整理用物，洗手，记录。

【注意事项】

1. 使用软水煮沸消毒，大小相同的容器不能重叠，放入总物品不超过消毒锅或容器容量的 3/4。

2. 根据物品的性质决定放入水中的时间：如玻璃器皿、金属及搪瓷类物品通常冷水放入；橡胶制品用纱布包好，水沸后放入。

3. 若中途加入新的物品，需水沸后重新开始计算消毒时间。

4. 可将碳酸氢钠加入水中，配成 1%～2% 的浓度，沸点可达到 105℃，起到增强杀菌效果、去污防锈的作用。

5. 注意保护物品，避免损坏，尖锐物品应与其他物品分开消毒或用纱布包好，塑料管等易变形的物品避免受压或扭曲折叠。

技能三　擦拭消毒法

【操作目的】

1. 对老年人居室的物品表面进行日常消毒杀菌，预防感染和疾病传播。

2. 清洁老年人居室或走廊的地面。

【操作前准备】

1. 操作者　仪表整洁，修剪指甲，洗手，戴口罩、手套。

2. 环境　清洁。

3. 用物　水桶、清水、消毒剂（如含氯消毒剂、新洁尔灭等）、清洁抹布、拖把等。

【操作步骤】

1. 向老年人解释操作目的，视情况转移老年人至其他房间或室外，卧床老年人可以戴口罩。

2. 清除物品和地面的表面污垢。

3. 戴手套，选择合适的消毒剂并按要求配制成规定浓度（如 250～500mg/L 含氯消毒液、0.1%～0.5% 的新洁尔灭溶液）。

4. 擦拭物体表面

（1）清洁抹布浸泡消毒液，拧至不滴水。

（2）用抹布擦拭物体表面两次后自然晾干。

（3）擦拭不同物体的表面分别用不同的抹布并标示清楚。

5. 擦拭地面

（1）清洁拖把浸泡消毒液，取出沥水至不滴水。

（2）用拖把擦拭待消毒地面，随后自然晾干。

（3）擦拭地面后要放置标志牌，防止老年人摔倒。

6. 脱手套，整理用物，洗手，记录。

【注意事项】

1. 根据物品的不同性能选择合适的消毒液。

2. 接触消毒液之前戴手套，做好自我防护。

3. 注意消毒液的有效浓度、使用方法及时间，使用前需现配现用。

4. 消毒液应专人管理，定期检查。

5. 消毒后应开窗通风，待消毒液味道挥发后再协助老年人回房间。

技能四　浸泡消毒法

【操作目的】

消毒老年人使用的餐具、便盆等物品，防止交叉感染和疾病传播。

【操作前准备】

1. 操作者　仪表整洁，修剪指甲，洗手，戴口罩、手套。

2. 环境　清洁。

3. 用物　盛消毒液容器、消毒剂、待消毒物品。

【操作步骤】

1. 待消毒物品清洗、擦干。

2. 戴手套，按物品的不同性能选择合适的消毒液并配制成规定浓度（如 250 ～ 500mg/L 含氯消毒液）。

3. 浸泡前打开物品的轴节或套盖，管腔内灌满消毒液。

4. 将物品分类浸泡于盛有消毒液的容器中，使物品完全浸没在消毒液液面以下。

5. 盖好消毒容器，根据消毒液及消毒物品选择浸泡时间。

6. 消毒结束将物品取出，清水冲洗后晾干备用。

7. 脱手套，整理用物，洗手，记录。

【注意事项】

1. 浸泡时间应至少达到消毒液规定的最短时间（如 250 ～ 500mg/L 含氯消毒液需浸泡 30min）。

2. 浸泡消毒期间注意加盖密闭以保持有效消毒浓度。

3. 若中途加入新的物品，需重新开始计算消毒时间。

4.消毒后的物品需要清水或生理盐水彻底冲洗以去除消毒液残留。

第二节　常用隔离技术

技能一　戴帽子、口罩

【操作目的】

1.戴帽子　防止照护者的头屑脱落、头发散落或被污染。

2.戴口罩　防止对人体有害的物质吸入呼吸道，防止飞沫污染无菌物品或清洁物品。

【操作前准备】

1.操作者　仪表整洁，修剪指甲，摘手表，洗手。

2.环境　清洁、宽敞。

3.用物　帽子、口罩。

【操作步骤】

1.检查口罩及帽子包装，有效期，是否潮湿等。

2.纱布口罩

（1）手持口罩罩住操作者口鼻及下巴。

（2）双手将下方系带系于颈后，上方系带系于头顶中部。

3.医用外科口罩

（1）手持口罩罩住操作者口鼻及下巴。

（2）双手将下方系带系于颈后，上方系带系于头顶中部。

（3）将双手指尖放在鼻夹上，从中间向两边按压，使鼻夹贴合鼻梁形状。

4.医用防护口罩

（1）一手托住口罩，使有鼻夹一面背向外。

（2）将防护口罩罩住鼻、口及下巴，使鼻夹部位向上紧贴面部。

（3）用另一只手将下方系带拉过头顶，放在颈后双耳下，再将上方系带拉至头顶中部。

（4）将双手指尖放在金属鼻夹上，用手指从中间位置开始向内按鼻夹，分别向两侧移动和按压，根据鼻梁的形状塑造鼻夹。

（5）进行密合性检查

1）正压测试：双手遮住口罩，用力呼气，如空气从口罩边缘逸出，即佩戴不密合，须再次调系带及鼻夹。

2）负压测试：双手遮住口罩，用力吸气，如口罩不下陷，或有空气从口罩边缘进入，即佩戴不密合，须再次调系带及鼻夹。

5. 双手撑开帽子套入头部，整理帽子使帽子遮住全部头发。

6. 脱帽子：洗手，双手抓住在耳后的帽子外侧边缘，将帽子取下或者拇指同时向上用力，顺势将帽子内面翻出后脱下，放于医疗垃圾袋中。

7. 摘口罩：洗手，解开系带（先解头顶部系带，再解颈后部系带），注意手不可触摸口罩外面，摘掉口罩后放于医疗垃圾袋中。

8. 再次洗手。

【注意事项】

1. 进行一般操作时可佩戴纱布口罩或医用外科口罩，照护免疫力低下的老年人时应佩戴医用外科口罩，接触经空气传播或近距离经飞沫传播的呼吸道传染病老年人时应佩戴医用外科口罩。

2. 纱布口罩每天更换、清洁与消毒，污染时应及时更换，一次性使用口罩和医用外科口罩只能一次性使用。

3. 戴上口罩后，不可使口罩悬于胸前，不能用污染的手触摸口罩。

4. 进入污染区和洁净环境前需戴帽子，帽子被污染后应及时更换。

技能二　戴护目镜、防护面罩

【操作目的】

进行可能发生血液、体液、分泌物等喷溅的操作时或近距离接触经飞沫传播的传染病时，防止血液、体液等感染性物质进入照护者眼中或溅到面部。

【操作前准备】

1. *操作者*　仪表整洁，修剪指甲，摘手表，洗手。

2. *环境*　清洁、宽敞。

3. *用物*　护目镜、防护面罩。

【操作步骤】

1. 检查护目镜及防护面罩包装，有效期，检查有无破损，佩戴装置有无松脱。

2. 一只手托住护目镜或防护面罩，另一只手将系带系于头顶中部。

3. 调整护目镜，使护目镜上沿压住帽子下沿，护目镜下沿压住防护面罩上沿。

4. 调节护目镜和防护面罩的舒适度。

5. 摘护目镜或防护面罩：捏住靠头或耳的一边摘掉护目镜或防护面罩，放于医疗垃圾袋内。

【注意事项】

护目镜及防护面罩如需重复使用，摘掉后应放入回收容器内，按要求进行清洁、消毒。

技能三　穿脱一次性隔离衣

【操作目的】

使照护者或老年人避免受到血液、体液或其他感染性物质的污染，防止疾病的传播。

【操作前准备】

1. 操作者　仪表整洁，修剪指甲，摘手表，卷袖过肘，洗手，戴口罩、帽子。

2. 环境　清洁、宽敞。

3. 用物　口罩、帽子、一次性隔离衣。

【操作步骤】

1. 检查隔离衣。隔离衣应完整、无破损，无潮湿，大小应能够完全遮盖工作服和全部皮肤。

2. 双手拎起一次性隔离衣，手持衣领，暴露袖口。

3. 一手持衣领，一手伸入一侧袖内，穿上衣袖的手换持衣领，另一只手穿入另一侧衣袖。

4. 从领子正中向后整理衣领，系好领后方的系带。

5. 双手在背后系腰带，穿好隔离衣后进行相应的照护工作。

6. 脱隔离衣前先解开隔离衣腰带，脱去手套。

7. 将袖口向上拉，在肘部将部分隔离衣袖内面塞入工作服。

8. 洗手擦干后，再解开颈后的系带。

9. 将一只手缩进隔离衣的袖口内，注意不要接触袖口的外面。用缩回袖口内袖子包住的手脱去第二只袖子。

10. 不要接触隔离衣的外面，将隔离衣的污染外层面对面地对折起来，将其卷成一团，注意在整个操作过程中手只能接触隔离衣的内层。

11. 将一次性的隔离衣妥善弃置于老年人房间内有盖的垃圾桶内，脱下帽子和口罩。

【注意事项】

1. 一次性隔离衣只能穿一次，如有污染立即更换，穿完后放置在规定的容器内。

2. 穿脱隔离衣时，应避免污染衣领、面部、帽子和清洁面，始终保持衣领清洁。脱隔离衣时，戴手套的手只能触碰隔离衣外侧，未戴手套的手只能触碰隔离衣内侧。

3. 穿好隔离衣后，双臂保持在腰部以上视线范围内，不得进入清洁区，避免接触清洁物品。

4.特殊情况下，如接触严重烧伤患者以及给老年人伤口换药时，应穿无菌隔离衣。

技能四　穿脱防护服

【操作目的】

接触甲类或按甲类传染病管理的老年人时避免感染和交叉感染，保护照护者和老年人。

【操作前准备】

1.操作者　仪表整洁，修剪指甲，摘手表，卷袖过肘，洗手，戴口罩。

2.环境　清洁、宽敞。

3.用物　口罩、防护服。

【操作步骤】

1.检查防护服是否完好、干燥，大小是否合适，辨别内面和外面。

2.先穿防护服的下衣，再穿防护服的上衣（连体衣先穿裤腿，再穿上衣）。

3.戴好帽子，拉上拉链，衣袖不可触及面部。

4.脱防护服前先洗手，拉开拉链，上提帽子使帽子脱离头部。

5.先脱袖子，再脱上衣，由上向下边脱边卷，污染面向里放入医疗垃圾袋内。

6.洗手。

【注意事项】

1.防护服只能在规定区域穿脱，如有潮湿、破损或污染需立即更换。

2.接触多个同类传染病老年人时，防护服可连续使用，接触疑似传染病患者时，防护服应每次更换。

技能五　戴脱无菌手套

【操作目的】

预防病原微生物通过手传播疾病和污染环境，避免手直接接触老年人破损的皮肤及黏膜。

【操作前准备】

1.操作者　仪表整洁，修剪指甲，摘手表，洗手，戴口罩。

2.环境　清洁、宽敞、明亮、定期消毒。

3.用物　口罩、无菌手套。

【操作步骤】

1.检查手套有效期，包装是否完好，有无潮湿，型号是否合适。

2.将手套袋放于清洁、干燥的桌面上打开。

3. 分次提取法戴手套（图 2-2-1）

（1）一只手掀开手套袋开口处，另一只手捏住一只手套的反折部分取出手套，对准五指戴上（图 2-2-1A）。

（2）未戴手套的手掀起另一只袋口，用戴好手套的手指插入另一只手套的反折内面，取出手套，同法戴好（图 2-2-1B）。

（3）将后一只戴好的手套的翻边扣套在工作服衣袖外面（图 2-2-1C），同法戴好另一只手套（图 2-2-1D）。

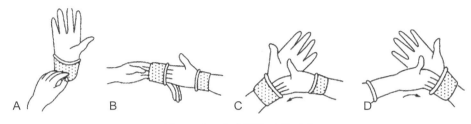

图 2-2-1　分次提取法戴手套

4. 一次性提取法戴手套（图 2-2-2）

（1）两手同时掀开手套袋开口处，用一只手的拇指和示指同时捏住两只手套的反折部分，取出手套，将两只手套的五指对准（图 2-2-2A）。

（2）先戴一只手，将戴好手套的手指插入另一只手套的反折内面，戴好另一只手套（图 2-2-2B）。

（3）双手调整手套位置，将手套的翻边扣在工作服的衣袖外面（图 2-2-2C、D）。

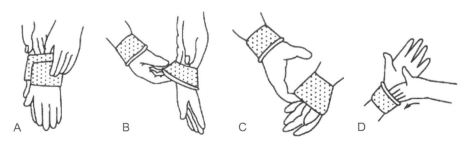

图 2-2-2　一次性提取法戴手套

5. 双手交叉对合检查手套是否漏气，调整手套位置。

6. 脱手套：用一只戴手套的手捏住另一只手套腕部外面，翻转脱下，将脱下手套的手伸入另一只手套内，捏住内面边缘将手套向下翻转脱下。

7. 将脱下的手套放入医疗垃圾袋内，洗手。

【注意事项】

1. 注意修剪指甲以防刺破手套，选择合适手掌大小的手套型号。

2. 戴手套后双手应始终保持在腰部或操作台面以上视线范围内的水平。

3. 操作过程中如发现手套有破洞或可疑污染应立即更换。

4. 脱手套时应翻转脱下，避免强拉。

5. 照护不同老年人应更换手套，戴手套不能代替洗手，必要时进行手消毒。

第 3 章

卧位与安全照护技能

技能一　卧位与变换体位照护技能

【操作目的】

1. 协助意识清醒但身体活动能力下降的老年人进行卧位变换，减轻疲劳，增进舒适感。

2. 为意识不清或生活不能自理的老年人进行卧位变换，促进血液循环并增加肺活量和肌肉活动，预防压疮及肌肉萎缩，预防坠积性肺炎等并发症。

【操作前准备】

1. 老年人　评估老年人年龄、病情、神志、生命体征、身体活动能力、局部皮肤受压情况、手术部位等，协助老年人做好卧位变换准备，清醒状态下取得老年人的配合。

2. 操作者　仪表整洁，修剪指甲，洗手，戴口罩。

3. 环境　环境宽敞，光线充足。

4. 用物　软枕或体位垫、需要时备床单、衣服、尿垫等。

【操作步骤】

● 从仰卧位变为侧卧位（以左侧偏瘫为例）

1. 实施前评价老年人的状态。

2. 操作者做好准备。调节床的高度至适合操作者的高度，确认床的脚轮为锁住的状态。

3. 与清醒的老年人打招呼，告知老年人要横向移动身体，使其明白自己如何移动身体进行协助。

4. 进行左右的平行移动

（1）将老年人双手交叉放在其腹部，使其屈膝（图 3-0-1）。

（2）操作者用肘关节支撑起老年人颈部，同时手掌支撑其肩胛部位，以另一手做支点，将老年人上半身扶起，并向自己的近侧移动（图 3-0-2）。

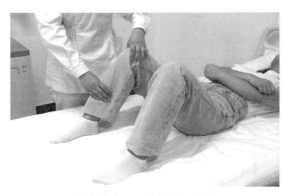

图 3-0-1　双手交叉，屈膝

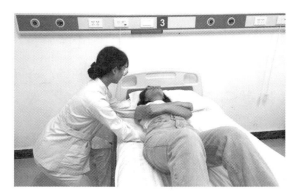

图 3-0-2　扶起上半身

（3）将一手放在老年人的腰部，另一手放在老年人大腿下方（近臀部），向操作者近侧移动老年人下半身，操作者双膝紧靠床沿（图 3-0-3）。

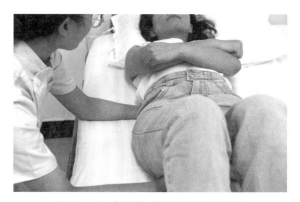

图 3-0-3　向操作者近侧移动下半身

5. 一人协助翻身侧卧

（1）向老年人说明经常翻身的重要性，获得其配合。

（2）操作者将老年人的头偏向对侧，将老年人双手交叉放于腹部。

（3）分别将老年人的上身、下身移向近侧，双膝屈曲。

（4）一只手扶住老年人的肩部，另一手扶托老年人的膝盖部，轻轻将老年人翻转至对侧。

（5）帮助其整理衣服，在老年人背部、胸前、两膝之间放置软枕，必要时使用床档（图 3-0-4）。

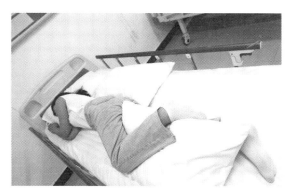

图 3-0-4　摆放体位

6. 协助移向床头

（1）将枕头立于床头，让老年人的双膝屈起，双手交叉放于腹部，或扶住床头。

（2）单人操作时：操作者将手伸入腰部下方抱住老年人腰部，另一手伸入老年人肩部下面，嘱老年人双足用力蹬床，同时用力协助老年人移向床头。

（3）双人操作时：①让老年人双膝弯曲，操作者两人分别站在床的两侧。②两名操作者一人托住颈肩部及腰部，另一人托住臀部及腘窝。③两人同时发力，将老年人抬起移向床头。

（4）如果是可调节床，可将床尾抬高。

7. 利用塑料布移向床头

（1）让老年人的腿屈起或双足交叉。

（2）将塑料布放到其肩部、腰部、足跟等部位下面。

（3）将双手插入老年人的腋下，将老年人的身体用力拉向床头。操作中应注意尽量减少摩擦。

● 从仰卧位变为端坐位（以右侧偏瘫为例）

1. 实施前评估老年人的状态是否可以取坐位。

2. 操作者做好准备。调节床，将床的高度调节为脚底可以够到地板的高度，确认床的脚轮为锁住的状态。

3. 告知老年人要取坐位及如何移动身体进行协助。

4. 进行体位变换

（1）指导老年人用左手握住右手，双手置于腹部，使其屈膝（图3-0-5）。

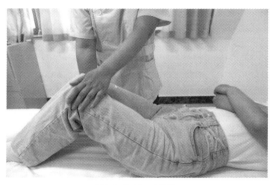

图 3-0-5　屈膝

（2）将左手通过老年人脖颈下插入至左肩胛骨下，牢牢地抱住老年人的身体。

（3）左手固定，支撑住老年人另一侧稍远处的肩部，将老年人的上半身拉向自己一侧，将老年人托起（图3-0-6）。

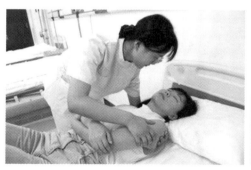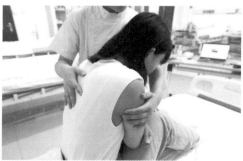

图 3-0-6　托起上半身

（4）右手支住老年人的背部，另一侧的手插到老年人两膝的腘窝部（图3-0-7）。

（5）以臀部为支点，将老年人膝盖向病房边一侧转动身体。

（6）将下肢放到病床边上，两脚踩地与肩同宽，采取端坐位。

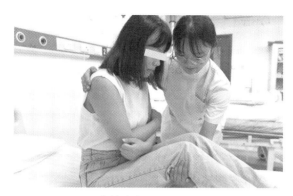

图 3-0-7　一手支住背部，一手插到两膝的腘窝部

【注意事项】

1. 善于鼓励并耐心指导老年人自己去做，不要过多地去帮助。

2. 长期卧床的老年人，应尽早让其恢复坐姿，以维持生活自理能力。

3. 不要将患肢放在身体下面而使患肢受压，要考虑到偏瘫、肢体障碍、疼痛等情况，确保老年人安全与舒适。

4. 变换体位后整理衣服和床单，不要让睡衣和床单出现皱褶。

5. 体位转换过程中应随时询问老年人的感受，是否有头晕、恶心等不适，注意观察老年人的面色、表情，一旦出现异常应立即停止操作，恢复先前的体位。

6. 长期卧床的老年人在起床时，容易因直立性低血压引起休克等症状，因此，在老年人采取坐位时要始终守护在床旁进行观察，如果出现面色苍白、恶心、发冷或出汗等症状时，要立即恢复先前的体位。

7. 注意观察，根据老年人病情及皮肤受压情况，确定合理的翻身间隔时间。如果出现皮肤发红或破损，应及时处理，并增加翻身次数，同时做好交班。

8. 特殊处理：如果老年人身上置有多种导管，更换位置前应先将各种导管妥善安置。变换体位后检查导管是否脱落、移位、受压变形等，以保持导管通畅。

9. 翻身时注意节力原则，让老年人尽量靠近操作者，起到省力的作用。

技能二　移动照护技能

【操作目的】

1. 协助步行不稳定的老年人活动，预防跌倒，满足日常生活或者外出就医、活动等需求，促进康复。

2. 帮助无法自行转移体位的老年人进行短距离转移，扩大活动范围。

【操作前准备】

1. 老年人　评估老年人神志情况、年龄、病情、生命体征、身体活动能力、手术部位、引流管情况等，介绍操作目的及配合要点，协助老年人做好移动准备。

2. 操作者　仪表整洁，修剪指甲，洗手，戴口罩。

3. 环境　环境清洁、宽敞、明亮，无障碍物。

【操作步骤】

● 协助行走不便的老年人行走

1. 询问老年人是否有步行意愿。

2. 协助老年人由卧位变为坐位。

3. 嘱老年人双手交叉于操作者颈后，操作者双手放于老年人臀部。

4. 用力将老年人从床面抬起，使老年人躯干直立，穿好防滑鞋子并系好鞋带。

5. 待老年人站稳后，操作者保持在老年人一侧搀扶老年人。

6. 老年人步行过程中，注意前后左右观察，及时提醒老年人危险因素。

7. 步行结束后协助老年人移回床上，取舒适体位。

8. 询问老年人感受，洗手，记录。

● 老年人的搬运

1. 挪动法

（1）移动平车至与床边平行，大轮靠近床头，制动。

（2）协助老年人穿好衣服。

（3）协助老年人将上身、臀部、下肢依次向平车移动。

（4）协助老年人在平车躺好。

（5）给老年人盖上毛毯或棉被，保暖。

（6）协助老年人离开平车回床时，先移动下肢、再移动上肢。

2. 一人搬运法（图 3-0-8）

（1）移动平车，使大轮一端靠近床尾，使平车与床成钝角，制动。

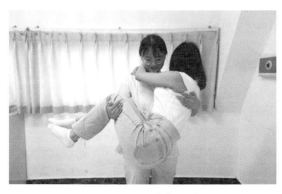

图 3-0-8　一人搬运法

（2）操作者一臂从老年人近腋下伸入至对侧肩部，另一臂伸到老年人臀下。

（3）嘱老年人双臂过操作者肩部，双手交叉，环抱于操作者颈后。

（4）操作者抱起老年人，缓慢将老年人平放于平车中央。

（5）给老年人盖上毛毯或棉被，保暖。

3. 两人搬运法（图 3-0-9）

（1）见一人搬运法（1）～（2）。

（2）两操作者站于同侧床旁，协助老年人将双臂放于身前。

（3）一操作者将手分别放于老年人头、颈、肩下方和老年人腰部下方；另一操作者将手分别伸至老年人臀部下方和老年人腘窝处。

（4）两操作者同时抬起老年人，将老年人移至近侧床缘，而后再次抬起老年人，缓慢将老年人放于平车中央。

（5）给老年人盖上毛毯或棉被，保暖。

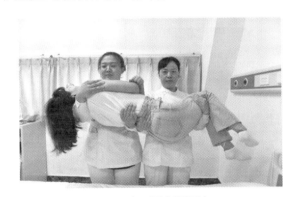

图 3-0-9　两人搬运法

4. 三人搬运法（图 3-0-10）

（1）见一人搬运法（1）～（2）。

（2）三名操作者站于同侧床旁，协助老年人将双臂放于身前。

（3）三名操作者分工

A：双手托住老年人头、颈、肩及胸部。

B：双手托住老年人背部、腰部、臀部。

C：双手托住老年人膝部和双足。

（4）三名操作者同时抬起老年人，移至近侧床缘，而后再次抬起老年人，缓慢将老年人放于平车中央。

（5）给老年人盖上毛毯或棉被，保暖。

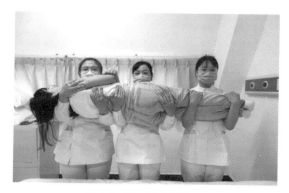

图 3-0-10   三人搬运法

5.四人搬运法（图 3-0-11）

（1）见一人搬运法（1）～（2）。

（2）四名操作者分别站于床头一侧、床尾一侧、床缘一侧、平车一侧。

（3）将中单或帆布兜平放于老年人腰部、臀部下方。

（4）四名操作者分工

Ａ：双手托起老年人头、颈、肩。

Ｂ：双手托起老年人双足。

Ｃ、Ｄ：抓住中单或帆布兜的四角。

（5）四名操作者同时用力抬起老年人缓慢向平车移动，将老年人平放于平车中央。

（6）给老年人盖上毛毯或棉被，保暖。

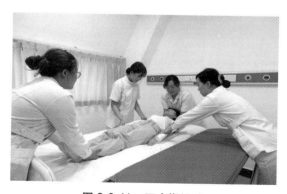

图 3-0-11   四人搬运法

【注意事项】

1.可站立行走的老年人，操作者应保持在老年人的一侧，防止老年人失去平衡而摔倒，应保持与老年人相同的步伐，保护老年人的安全。

2.若老年人在步行过程中出现胸闷憋气等特殊情况，应及时寻求医师帮助。

3.挪动法适用于能够在床上进行配合的老年人；一人搬运法适用于上肢活动正常，体重较轻的老年人；两人搬运法适用于不能活动，体重相对较重的老年人；三人搬运法适用于不能活动，体重超重的老年人；四人搬运法适用于颈椎、腰椎骨折或者病情较重的老年人。

4.搬运骨折老年人时，要尽量保证老年人功能位，同时应固定骨折部位。

5.搬运过程中动作轻柔、准确、稳定，保证老年人舒适、安全。

技能三　轮椅的使用

【操作目的】

1.护送行动不便的老年人做检查、治疗、户外活动等，增加老年人活动范围。

2.协助长期卧床、下肢瘫痪老年人离床活动，促进恢复。

【操作前准备】

1.老年人　告知老年人使用轮椅的目的、注意事项、配合要点，取得其配合。

2.操作者　仪表整洁，修剪指甲，洗手，戴口罩。

3.环境　环境清洁、宽敞、明亮，无障碍物。

4.用物　轮椅、别针、毛毯（根据季节准备）、软枕。

【操作步骤】

1.向老年人解释，告知老年人将要协助其移向轮椅，征得其同意。

2.检查轮椅的可靠性。

3.将轮椅放在适当位置（椅背与床尾平齐，椅面朝向床头，翻起脚踏板，制动）。

4.协助老年人取坐于床旁，穿好鞋子。

5.嘱老年人双手放于操作者双肩，操作者双手环抱老年人腰部，协助老年人下床（图3-0-12）。

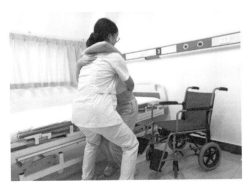

图 3-0-12　协助下床

6. 协助老年人转身，操作者搀扶老年人坐于轮椅上，翻下脚踏板，将老年人双脚放置在脚踏板上。

7. 整理床单位。

8. 再次检查轮椅可靠性，观察老年人状态，确定无不妥后松开制动闸。

9. 操作者站于轮椅后方，双手握住轮椅把手。

10. 推行中关注老年人状况，缓慢推行，过门槛时，跷起前轮，避免过大震动，下坡时，最好采取倒行，嘱老年人抓紧扶手保证安全。

11. 将轮椅推至床尾，椅背与床尾平齐，拉紧制动闸，翻起脚踏板。

12. 协助起身，搀扶老年人坐于床缘，脱去鞋子及外出衣物，盖好衣被。

【注意事项】

1. 寒冷季节应使用毛毯为老年人保暖，使用毛毯时，上端围于老年人颈部，用别针固定于衣物上，两侧包裹老年人手臂，用别针固定，剩余部分包裹老年人上身、下肢及双足，避免老年人着凉。

2. 轮椅运送过程中应密切注意老年人身体状况，关注四周环境情况，保证老年人安全、舒适。

技能四　平车的使用

【操作目的】

运送不能自行活动、病情危重或颈椎、腰椎骨折的老年人进行检查、治疗、手术或转运。

【操作前准备】

1. 老年人　评估老年人神志情况、年龄、病情、生命体征、身体活动能力、手术部位、引流管情况等，协助老年人做好移动准备。

2. 操作者　仪表整洁，修剪指甲，洗手，戴口罩。

3. 环境　环境清洁、宽敞、明亮，无障碍物。

4. 用物　平车、毛毯或棉被、软枕、中单、固定板（骨折老年人）。

【操作步骤】

1. 向老年人解释，告知老年人将要协助其移向平车，征得其同意。

2. 检查平车的可靠性，推平车至床旁。

3. 安置好老年人身上导管。

4. 搬运老年人（同老年人的搬运法）。

【注意事项】

推运过程中，小轮在前，转弯较为灵活；上下坡时老年人头部应位于高处，保证老年人舒适；运送速度应适中，不宜过快。

技能五　拐杖的使用

【操作目的】

1. 协助步行不稳定、活动能力较低的老年人保持身体稳定性、预防摔倒、减轻关节负荷、提高活动能力。

2. 协助视力不佳的老人避让行动途中的障碍及危险。

【操作前准备】

1. 老年人　协助老人活动四肢，尤其是下肢，做好站立和行走的准备。

2. 操作者　仪表整洁，修剪指甲，洗手，戴口罩。

3. 环境　环境清洁、宽敞、明亮、无障碍物。

4. 用物　完好无损坏的拐杖。

【操作步骤】

1. 询问老年人是否有步行意愿。

2. 协助老年人由卧位向坐位转换。

3. 嘱老年人双手交叉于操作者颈后，操作者双手放于老年人背部，使老年人坐于床上。

4. 将老年人双腿移至床边，使老年人站在地面，躯干直立。

5. 待老年人站稳后，将拐杖递给老年人。

6. 使用拐杖步行

（1）3 点步行法（3 个动作步行）（图 3-0-13）

1）操作者站在老年人后方保持一定距离。

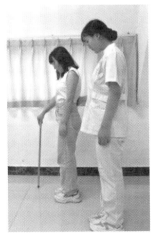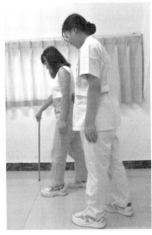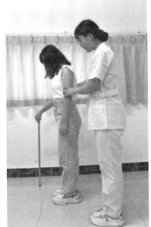

图 3-0-13　3 点步行

2）老年人一只手（较为灵活的手）拿拐杖，保持立位，稳定后，先将拐杖伸向前方。

3）不持拐杖的一侧脚先向前迈出后持拐杖一侧的脚向前迈出，两足并拢平行。

4）重复2）～3）步。

（2）2点步行法（2个动作步行）（图3-0-14）

1）老年人在把拐杖伸出的同时，将与拐杖相反一侧的脚伸出。

2）迈出持拐杖一侧的脚后另一侧脚跟上，双脚并拢。

3）重复1）～2）步。

7. 运动后协助老年人移动到病床，取舒适体位。

8. 询问老年人感受，洗手，记录。

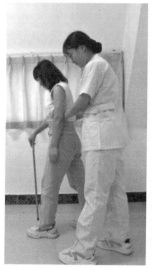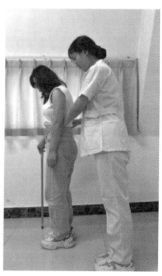

图 3-0-14　2点步行

【注意事项】

1. 操作者应站在老年人不持拐杖一侧的后方，防止老年人失去平衡摔倒。

2. 操作者应保持与老年人相同的步伐，保证老年人的安全。

3. 拐杖的选择应根据老年人病情、身体状况等评估选择。

技能六　助行器的使用

【操作目的】

1. 辅助步行不稳定、平衡能力差的老年人保持平衡，提高活动能力。

2. 协助肌力减弱、双下肢无力或因关节疼痛不能负重的老年人减少下肢承重，缓解疼痛，改善步态，改进步行功能。

【操作前准备】

1. 老年人　协助老人活动四肢，尤其是下肢，做好站立和行走的准备。

2. 操作者　仪表整洁，修剪指甲，洗手，戴口罩。

3. 环境　环境清洁、宽敞、明亮，无障碍物。

4. 用物　助行器。

【操作步骤】

以 4 脚 4 轮步行器为例。

1. 询问老年人是否有步行意愿。

2. 协助老年人由卧位向坐位转换。

3. 嘱老年人双手交叉于操作者颈后，操作者双手放于老年人臀部。

4. 用力将老年人从床面抬起，使老年人躯干直立。

5. 将助行器放置于老年人前方，请老年人握紧助行器两侧上端的把手。

6. 操作者站在老年人后方一定位置，支撑老年人腰部。

7. 从较灵活一侧的脚开始缓缓迈出，开始行走。

8. 行走结束协助老年人移回床上，取舒适体位。

9. 询问老年人感受，洗手记录。

【注意事项】

1. 助行器位于老年人前方，如老年人突然失去平衡，向后方跌倒危险性较高，操作者站在老年人身后保护可以减少跌倒的风险。

2. 老年人步行时，可以将肘部放于助行器的把手上，以支撑体重，减轻腿部负担。

3. 老年人步行过程中，严密观察老年人身体情况，如果劳累应扶老年人上床休息，若出现突发情况，可及时处理。

技能七　约束带的使用

【操作目的】

1. 控制老年人危险行为的发生（如自杀、自伤、有明显攻击行为），避免老年人自伤或者伤害他人。

2. 防止老年人因虚弱、意识不清或其他原因而发生坠床、撞伤等意外，确保老年人安全。

3. 对治疗、护理不合作的老年人，保证护理、治疗得以顺利实施。

【操作前准备】

1. 老年人　末梢循环情况良好、局部皮肤无破损、潮红，取得老年人或家属的同意。

2. 操作者　仪表整洁，修剪指甲，洗手，戴口罩。

3. 环境　环境清洁、宽敞、明亮，无障碍物。

4. 用物　宽绷带、肩部约束带、膝部约束带等。

【操作步骤】

1. 宽绷带　常用于固定手腕及踝部。使用时先用棉垫包裹老年人手腕或踝部，再用宽绷带打成双套结，套在棉垫外，轻轻拉紧，确保肢体不脱出，松紧以不影响血液循环为宜，而后将绷带系于床缘。

2. 肩部约束带　用于固定肩部，限制老年人坐起。一般肩部约束带由宽布制成，宽约 8cm，长约 120cm，一端制成袖筒。使用时，将袖筒套于老年人两侧肩部，腋窝处放置棉垫；两袖筒的细带在胸前打结固定，将两条较宽的长带系于床头。

3. 膝部约束带　用于固定老年人膝部，限制老年人下肢活动。一般膝部约束带由宽布制成，宽约 10cm，长约 250cm，宽带中部间隔 15cm 有两条双头带。使用时两膝间放棉垫，将约束带横放于两膝上，宽带下的两条两头带分别固定膝关节，然后将宽带系于两侧床缘。

【注意事项】

1. 使用约束带时，要时刻保持肢体与各关节处于功能位，协助老年人经常更换体位，保证老年人的安全、舒适。

2. 使用约束带时，首先要取得老年人及其家属的同意。使用时，要松紧适宜，同时应定时松解，每隔 2h 应放松约束一次；要注意观察约束部位皮肤及血流状况，每隔 15 ～ 30min 观察一次，发现异常应及时处理；必要时可以进行局部按摩，促进血液循环。

3. 确保老年人能随时与医务人员取得联系，保障老年人安全。

4. 应用保护具时，要记录应用原因、时间、观察结果、相应护理措施以及解除约束的时间。

第4章

管道照护技能

技能一 吸氧管照护技能

【操作目的】

1. 老年人由于身体功能下降，血液速度减慢，红细胞结合氧的能力差，因此常发生缺氧现象，吸氧能够纠正各种原因造成的缺氧状态。

2. 患有慢性阻塞性肺病的老年人长期吸氧能有效的降低血黏度，调节血压，预防动脉硬化。

3. 吸氧能促进老年人心肌细胞、脑细胞的功能恢复。

【操作前准备】

1. 老年人 介绍操作目的及配合要点，评估鼻腔情况，无鼻息肉、鼻中隔偏曲、分泌物阻塞等。

2. 操作者 仪表整洁，修剪指甲，洗手。

3. 环境 清洁。

4. 用物 氧气装置、氧气表、鼻氧管、用氧记录单、笔、手消液、氧气筒备扳手。

【操作步骤】

1. 向老年人解释，取得配合，协助老年人选择舒适卧位。

2. 用清洁棉签蘸取温开水清洁双侧鼻腔并检查。

3. 按不同氧气装置的要求进行吸氧操作。

● 氧气筒法

（1）检查氧气筒固定安全，打开总开关吹尘后再关闭总开关。

（2）确认氧气表流量开关关闭。一手托起氧气表稍向后倾斜45°连接至氧气筒气门，用手旋紧螺母，最后用扳手拧紧，使氧气表垂直于地面。

（3）打开总开关，检查是否漏气。

（4）连接通气导管，连接湿化装置（如使用湿化瓶，瓶内装 1/3～1/2 的灭菌蒸馏水）。

（5）连接鼻导管。

（6）根据病情需要调节氧流量。常用氧气流量分类：低流量 1 ～ 2L/min，中流量 3 ～ 4L/min，高流量 6 ～ 8L/min。从小流量开始调节直至舒适。

（7）将鼻导管末端浸入温开水，试通畅。

（8）协助老年人佩戴鼻导管。将导管环绕老年人耳部向下放置并调节松紧度。

（9）记录吸氧时间，密切观察老年人吸氧的反应。

（10）停止吸氧：向老年人解释，取得配合。取下鼻导管，再关闭流量开关。

（11）卸表：关闭大开关，打开小开关放余气，直至氧气流量表、压力表显示为"0"。分离氧气表与氧气筒。一手托住氧气表，一手先用扳手旋开螺母，再用手松螺母完成分离。

● 中心供氧法

（1）确认氧气表流量开关关闭。

（2）连接氧气表、通气导管、湿化装置（如使用湿化瓶，瓶内装 1/3 ～ 1/2 的灭菌蒸馏水）。

（3）连接鼻导管。

（4）根据病情需要调节氧流量。常用氧气流量分类：低流量 1 ～ 2L/min，中流量 3 ～ 4L/min，高流量 6 ～ 8L/min。氧气枕法，需将老年人头部放于枕上以增加压力，从小流量开始调节直至舒适。

（5）将鼻导管末端浸入温开水，试通畅。

（6）协助老年人佩戴鼻导管。将导管环绕老年人耳部向下放置并调节松紧度。

（7）记录吸氧时间，密切观察老年人吸氧的反应。

（8）停止吸氧：向老年人解释，取得配合。取下鼻导管，再关闭流量开关。

（9）按压供氧带按钮，分离氧气表与供氧带。

● 氧气枕法

（1）将鼻导管与氧气枕出气口连接。氧气枕适用于短期暂时供氧或转运过程中供氧，内存放湿化后氧气。

（2）根据病情需要调节氧流量。常用氧气流量分类：低流量 1 ～ 2L/min，中流量 3 ～ 4L/min，高流量 6 ～ 8L/min。氧气枕法，需将老年人头部放于枕上以增加压力，从小流量开始调节直至舒适。

（3）将鼻导管末端浸入温开水，试通畅。

（4）协助老年人佩戴鼻导管。将导管环绕老年人耳部向下放置并调节松紧度。

（5）记录吸氧时间，密切观察老年人吸氧的反应。

（6）停止吸氧：向老年人解释，取得配合。取下鼻导管，再关闭流量开关。

4. 安置老年人，擦净鼻面部，可用甘油棉签涂抹鼻孔。

5. 记录停止吸氧时间。

【注意事项】

1. 注意用氧安全。告知老年人及其家属禁止吸烟，避免氧气附近放置易燃、易爆物品，如油、酒精等；手机等充电设施禁止放在氧气管道附近；避免使用易引起静电的被服，要穿着棉质衣物。

2. 保持吸氧管通畅，在翻身、更换被服、清洁过程中避免导管脱落、打折、扭曲、堵塞。

3. 使用氧气时，应先调节流量后使用。停止吸氧时，应先拔除鼻导管，再关闭氧气装置。调整氧流量时，应先分离鼻导管与氧气表连接处，再调节流量，避免瞬间氧气流量增高引起呼吸道黏膜及肺组织损伤。

4. 氧气筒内氧气勿用尽，至少保留瓶内压力 0.5MPa（5kg/cm^2），以免灰尘进入筒内，防止再次充气时发生爆炸。

5. 吸氧过程中若老年人出现头痛、剧烈咳嗽等不适症状，应及时报告医师。

技能二　鼻饲管照护技能

【操作目的】

协助不能经口进食的老年人用鼻胃管供给食物或药物，维持老年人营养和治疗的需要。

【操作前准备】

1. 老年人　根据病情协助老年人取半坐卧位或稍抬高床头，铺治疗巾于老年人颌下，做好卫生防护措施。

2. 操作者　仪表整洁，修剪指甲，洗手，戴口罩。

3. 环境　房间内安静、整洁、无异味。

4. 用物　鼻饲用注射器，鼻饲液（38 ～ 40℃）、温开水适量，纱布，漱口液或口腔护理用物。

【操作步骤】

1. 核对鼻饲管插入长度，检查有无脱出；打开鼻饲管末端，连接注射器，抽吸胃液，确定胃管在胃内后；向胃内注入少量温开水润滑管腔。

2. 测量鼻饲液温度，以 38 ～ 40℃ 为宜，抽吸鼻饲液缓慢注入胃管内，每次鼻饲不超过 200ml，间隔时间大于 2h，每次注入鼻饲液后注意反折胃管末端，避免空气灌入引起腹胀，鼻饲完毕再注入少量温开水冲洗胃管，防止鼻饲液积存于管腔中变质造成胃肠炎或堵塞管腔。

3.将胃管末端反折，用纱布包好，用橡皮筋扎紧或夹子加紧，妥善固定防止胃管脱落。

4.嘱老年人维持原体位 20 ～ 30min。

5.整理床单位，清洁老年人口腔，洗净鼻饲用注射器，纱布盖好备用，鼻饲用物每天更换消毒。

6.洗手，记录鼻饲的时间、种类、量及老年人的反应。

【注意事项】

1.每次鼻饲前应验证胃管在胃内且通畅，并用少量温开水冲管后再进行喂食，鼻饲完毕再次注入少量温开水，防止鼻饲液凝结。

2.鼻饲液温度应保持在 38 ～ 40℃，避免过冷或过热；新鲜果汁与奶液应分别注入，有时间间隔，防止产生凝块；药片应研碎溶解后注入。

3.长期鼻饲的老年人应每天进行 2 次口腔护理。

技能三　留置导尿管照护技能

【操作目的】

为留置导尿管的老年人进行会阴部、导尿管的护理，保持皮肤的清洁干燥，维持留置导尿管的正常功能，防止泌尿系感染。

【操作前准备】

1.老年人　介绍留置导尿管护理的目的和配合方法，做好心理准备。如老年人无法配合完成时，请助手协助维持适当的姿势。

2.操作者　仪表整洁，修剪指甲，洗手。

3.环境　房间内清洁，温度适宜，光线充足，拉屏风遮挡。

4.用物　一次性尿垫、浴巾、便盆及便盆巾、尿壶、消毒剂、棉球、镊子、弯盘（碘伏）等。

【操作步骤】

1.防止泌尿系感染，保持尿道口的清洁，每日进行留置尿管擦洗。

（1）协助老年人褪下裤子，使其双腿屈曲略外展，在其臀下垫一次性尿垫，垫上置污物盘。

（2）夹闭尿管，消毒外阴、尿道口及尿管。操作者手持镊子夹取消毒棉球进行外阴消毒。

1）女性老年人：依次消毒阴阜、对侧大阴唇、近侧大阴唇，另一手戴手套分开大阴唇，消毒对侧小阴唇、近侧小阴唇。持棉球消毒尿道口后，再由内向外擦拭尿管，最后再擦拭尿道口。

2）男性老年人：依次消毒阴阜、阴茎、阴囊。另一手戴手套，取无菌纱布包住阴茎将包皮后退暴露尿道口。持棉球旋转擦拭尿道口、龟头和冠状沟。再由内向外擦拭导尿管，最后再擦拭尿道口。

2. 更换集尿袋。每周更换集尿袋 1 ～ 2 次，如有尿液性状、颜色改变，应及时更换；尿管根据材质及老年人情况由专业人员更换。

3. 留置尿管期间，若病情允许，则鼓励老年人每日摄入 2000ml 以上的水分，达到冲洗尿道的目的。

4. 注意听取老年人主诉和观察尿液情况，发现尿液浑浊、沉淀、有结晶时，应及时就医处理，每周检查尿常规 1 次。

【注意事项】

1. 为老年人消毒留置导尿管时严格无菌操作。

2. 在操作过程中，注意保暖和保护老年人的隐私。

3. 集尿袋中的尿液应及时倾倒。

4. 向老年人讲解水分摄入的重要性，鼓励其摄入充足水分。

5. 留置尿管期间，妥善固定，防止尿管滑脱。告知老年人活动时尿袋不要放置过高，避免尿液倒流。

技能四　气管切开管道照护技能

【操作目的】

维持气管切开人工气道的正常功能，保持呼吸道的通畅，预防感染等并发症的发生。

【操作前准备】

1. 操作者　仪表整洁，修剪指甲，洗手，戴口罩。

2. 环境　清洁，温湿度适宜。

【操作步骤】

1. 套管口盖两层湿纱布，避免干燥空气直接进入套管内。

2. 密切观察老年人的呼吸情况，及时吸出呼吸道分泌物，观察套管是否通畅。

3. 配合医护人员进行套管的湿化：可在吸痰前后缓慢注入生理盐水湿化液 3 ～ 4 滴，也可使用微量泵将湿化液以每小时 5 ～ 15ml 的速度泵入气管套管内。

4. 保持切口的清洁干燥，外套管下垫纱布，每日更换 1 ～ 2 次。固定套管的套管带松紧以能插入一指为宜。

5. 每 4 ～ 6h 清洗消毒内套管 1 次。

（1）金属内套管清洗消毒方法：取出内套管后用清水和毛刷将管内的痰液清

洗干净，再用蒸馏水煮沸消毒，注意不可用自来水或生理盐水，防止钠盐沉积。

（2）塑料内套管清洗消毒方法：取出内套管后用棉签或纱布清洗，用碘伏溶液或戊二醛溶液浸泡消毒 30min 后再用无菌盐水或蒸馏水冲洗干净。

6. 协助老年人取舒适体位，翻身或改变体位时，应保持老年人的头颈、上身在同一直线上，呈轴线翻身，保持颈部伸展位，防止扭曲。

【注意事项】

1. 神志清醒的老年人因气管切开影响发声，常感到孤独和恐惧，照护者应采取其他有效的交流方式和示意方法，了解老年人的想法和需求。

2. 在翻身、更换被服时注意避免管道脱落，禁止用被服遮盖气管切开部位，以防造成窒息。

3. 防止老年人因不适、烦躁等将套管拔出，必要时在征求家属同意后可约束老年人的双手。

4. 如果老年人重新出现呼吸困难，或突然发出哭声或其他声音，用棉絮放在套管口不见有气息出入，则怀疑发生脱管，应迅速通知医生，重新插入套管。

🔧 技能五　肠造瘘及膀胱造瘘照护技能

【操作目的】

维持造瘘管道的正常功能，保持管道通畅，预防感染、皮肤损伤等并发症的发生。

【操作前准备】

1. *操作者*　仪表整洁，修剪指甲，洗手，戴口罩。

2. *环境*　清洁，温湿度适宜，关闭门窗，屏风遮挡。

【操作步骤】

1. 密切观察造瘘管道的情况，如有管道移位、堵塞、渗出等异常情况，应及时汇报，协助处理。

2. 保持造瘘口清洁干燥，及时清理造瘘口的分泌物，每日用纱布（棉球）及温开水清洗造口及其周围皮肤并清除分泌物，注意由内向外擦洗，擦洗后彻底擦干，观察造瘘口有无红肿，及时更换敷料。

3. 更换被服、洗澡及转移老年人的过程中，应注意保护造瘘管道的通畅，避免管道扭曲、折叠及袋内容物倒流。

4. 禁止盆浴，洗澡过程中注意保持造瘘口周围皮肤的清洁干燥，动作要轻柔，防止引起皮肤的损伤。

5. 指导老年人穿宽松、舒适的衣裤，裤腰不要压迫造口位置。

6. 肠造瘘的老年人饮食以易消化的食物为主,避免刺激性食物和粗纤维食物,多食豆制品、蛋类、鱼肉等，使大便成形，方便清洁处理。

7. 膀胱造瘘老年人尿袋中不要积存太多尿液，满 1/2 即可倒掉，避免袋子过重造成渗漏或造口袋脱落。

8. 指导膀胱造瘘的老年人多饮水，每天饮水量在 2500ml 以上，以达到冲洗尿路、避免尿路感染的目的。

【注意事项】

1. 向老年人讲解造瘘的必要性及安全性，鼓励其以乐观的心态面对现实，减轻老年人的心理负担。

2. 观察膀胱造瘘老年人尿液的颜色、气味、性状，若尿液出现浑浊、絮状物，且有坏死脱落物质，提示有感染，应及时报告医师。

3. 随时评估造瘘口周围皮肤有无红肿、破损、疼痛等，必要时可以涂鞣酸软膏、红霉素软膏等皮肤保护用品。

第5章

冷热疗法照护技能

第一节　冷　疗　法

技能一　冰袋使用

【操作目的】

为老年人降温、减轻局部出血、减轻疼痛，防止炎症扩散。

【操作前准备】

1. 老年人　观察老年人身体状况，对冷是否耐受，是否有冷疗法禁忌证（局部血液循环不良者，慢性炎症或深部有化脓性病灶者禁用冷疗法；对冷过敏、心脏病、昏迷、感觉异常及体质虚弱者慎用冷疗法）。

2. 操作者　仪表整洁，修剪指甲，洗手。

3. 环境　清洁。

4. 用物　冰袋、布套、毛巾、冰块（或准备化学性冰袋）、木槌、脸盆及冷水。

【操作步骤】

1. 准备冰袋

（1）冰块放入帆布袋，用木槌敲击成小块，放入冷水内冲去棱角。

（2）装入冰袋 1/2 ～ 2/3 满。排净袋内空气并夹紧袋口。

（3）用毛巾擦干外表面，并倒提检查是否漏水。

（4）冰袋外套上布套。

（5）如为化学性冰袋，从冰箱取出后在外包裹毛巾或布套。

2. 向老年人解释，取得老年人配合。

3. 放置位置：高热老年人置于前额（图 5-1-1）、头顶（图 5-1-2）和体表大血管流经处（颈部两侧、腋窝、腹股沟等）（图 5-1-3）。放置时间不超过 30min。用于消炎、镇痛等放于局部病变周围。

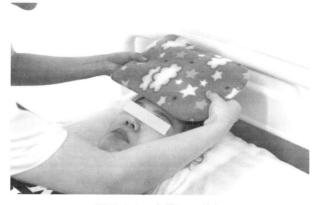

图 5-1-1　冰袋置于前额

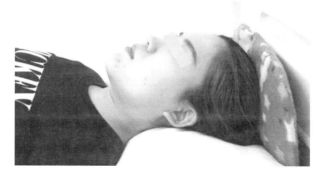

图 5-1-2　冰袋置于头顶

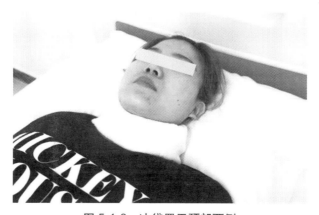

图 5-1-3　冰袋置于颈部两侧

4. 放置冰袋过程中,注意观察使用效果和老年人的反应。

【注意事项】

1. 随时观察冰袋有无漏水，包裹冰袋的布套或毛巾要保持干燥。

2. 观察老年人用冷局部皮肤的情况，防止冻伤。用冷过程中注意询问老年人感觉，有异常立即停止用冷。

3. 如为降温，冰袋使用后 30min 需测体温，当体温降至 38℃ 以下时应取下冰袋。

技能二　温水（乙醇）拭浴

【操作目的】

为高热的老年人降温。

【操作前准备】

1. 老年人　评估老年人身体状况、意识、皮肤、对冷是否耐受及是否有冷疗法禁忌证，根据老年人身心状况选择降温方法。

2. 操作者　仪表整洁，修剪指甲，洗手。

3. 环境　调节室温至 22 ～ 24℃，关闭门窗，必要时拉屏风或床帘遮挡。

4. 用物　1 盆温水（32 ～ 34℃），25% ～ 35% 乙醇 200 ～ 300ml，热水袋及套，冰袋及套，大毛巾，小毛巾。必要时备干净衣裤。

【操作步骤】

1. 向老年人解释操作目的和过程，取得配合。

2. 协助老年人脱去上衣。头顶放置冰袋，足底放置热水袋。

3. 拭浴

（1）将大毛巾垫于被擦拭部位下方，小毛巾浸湿后拧至半干，缠于手上呈手套状（图 5-1-4）。以离心方向拭浴，拭浴完毕用大毛巾擦干局部皮肤。

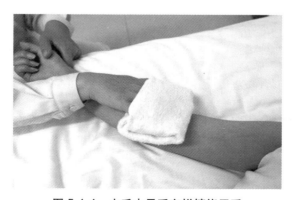

图 5-1-4　小毛巾呈手套样缠绕于手

（2）按顺序进行拭浴

● 双上肢：老年人仰卧位，每侧肢体分两段拭浴。

1）颈外侧→肩部→上臂外侧→前臂外侧→手背。

2）侧胸→腋窝（多停留）→上臂内侧→肘窝（多停留）→前臂内侧→手心（多停留）。

● 腰背部：老年人取侧卧位，从颈下肩部→臀部。擦拭完毕，擦干后背，协助穿上衣。

● 双下肢：老年人取仰卧位，每侧肢体分三段拭浴。

1）外侧：髂骨→下肢外侧→足背。

2）内侧：腹股沟→下肢内侧→内踝。

3）后侧：臀下→大腿后侧→腘窝→足跟。

4）拭浴完毕，擦干肢体，协助穿裤子。

4. 每侧肢体（腰背部）不少于 3min，全程 20min 以内。

5. 操作中观察老年人反应，如有寒战、面色苍白、脉搏及呼吸异常等情况，立即停止拭浴，及时处理。

6. 拭浴完毕，取下热水袋，协助取舒适卧位。

7. 30min 后为老年人复测体温，如体温低于 39℃，取下头部冰袋；如体温未降至 39℃ 以下，可更换冰袋位置。

【注意事项】

1. 拭浴中注意观察老年人局部皮肤情况和反应。

2. 禁忌拭浴以下部位：后颈、心前区、腹部及足底。

3. 有血液病的老年人禁用乙醇拭浴。

4. 拭浴时，最好以轻拍的方式进行，避免摩擦的方式生热。

技能三　冷敷法

【操作目的】

为老年人降温、消炎、消肿及止痛。

【操作前准备】

1. 老年人　评估老年人身心状况，对冷是否耐受，是否有冷疗法禁忌证。

2. 操作者　仪表整洁，修剪指甲，洗手。

3. 环境　调节室温，关闭门窗，必要时拉屏风或床帘遮挡。

4. 用物　冰水、小毛巾 2 块、一次性治疗巾、凡士林、棉签、纱布。

【操作步骤】

1. 向老年人解释冷敷的目的，取得老年人的配合。

2. 协助老年人取舒适卧位，将治疗巾铺于冷敷部位下。

3. 将小毛巾折叠成合适大小，放在冰水中浸湿，拧至半干（不滴水），盖在冷敷部位上。

4. 每 3～5min 更换一次毛巾，整个冷敷过程持续 10～15min。

5. 随时观察老年人的身体反应和局部皮肤的变化。

【注意事项】

1. 操作中注意观察局部皮肤的变化及老年人的反应。局部冻伤表现为皮肤颜色青紫，感觉麻木，局部僵硬，变黑，甚至组织坏死。

2. 为老年人降温时，需在冷敷 30min 后再次测量体温，评估降温的效果。

第二节 热 疗 法

技能一 热水袋使用

【操作目的】

为老年人消炎、消肿、镇痛。

【操作前准备】

1. 老年人 评估老年人身心状况，对热是否耐受，是否有热疗法禁忌证（急性腹痛未明确诊断、面部危险三角区感染、各种脏器出血、出血性疾病、软组织损伤 48h 内、皮肤湿疹、急性炎症、金属移植部位、人工关节及心、肝、肾功能不全）。

2. 操作者 仪表整洁，修剪指甲，洗手。

3. 环境 酌情关闭门窗、避免对流风直吹老年人。

4. 用物 热水袋及套、水温计、毛巾、热水。

【操作步骤】

1. 测量、调节水温，老年人使用热水袋水温应低于 50℃。

2. 灌水：将热水灌入热水袋至 1/2～2/3 满，将热水袋慢慢放平，排出热水袋内空气后旋紧塞子（图 5-2-1）。

3. 用毛巾擦干外表面，倒提检查是否漏水。检查无异常后，套上布套。

4. 向老年人解释，取得老年人配合。

5. 将热水袋放置在所需位置，注意热水袋的袋口应朝老年人身体外侧。放置时间不超过 30min。

6. 观察局部皮肤及老年人反应。如皮肤出现潮红、疼痛，应立刻停止使用，并涂抹凡士林保护。

7. 热水袋使用完毕后，倒掉水，将热水袋倒挂晾干。向热水袋内吹气后旋紧塞子，保存于阴凉处。布套洗净备用。

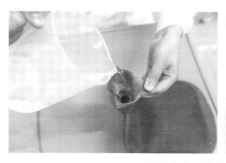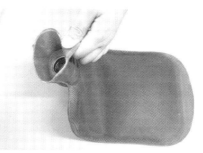

图 5-2-1　热水袋灌水、排气

【注意事项】

1. 使用热水袋过程中随时观察热水袋有无漏水及局部皮肤状况，防止老年人出现烫伤。

2. 如果是炎症部位热敷，热水袋灌水 1/3 满即可，以免压力过大引起疼痛。

技能二　热敷法

【操作目的】

为老年人保暖、止痛、消肿。

【操作前准备】

1. 老年人　评估老年人身心状况，对热是否耐受，是否有热疗法禁忌证，热湿敷的部位有无红肿、破溃。

2. 操作者　仪表整洁，修剪指甲，洗手。

3. 环境　调节室温，关闭门窗，必要时拉屏风或床帘遮挡。

4. 用物　热水、水温计、小毛巾 2 块、一次性治疗巾、凡士林、棉签、纱布、棉垫。必要时备热水袋、大毛巾。

【操作步骤】

1. 向老年人解释，取得老年人的配合。

2. 协助老年人取较舒适的卧位，将治疗巾铺于热敷部位下，热敷部位上涂一层凡士林，再在上面盖一层纱布。

3. 准备热水（50 ～ 60℃），将小毛巾放在热水中浸湿，拧至半干（不滴水）。毛巾放在手腕内侧测温，以不烫手为宜。将毛巾盖于需要热敷部位，加盖一层棉垫。

4. 每 3 ～ 5min 更换一次毛巾，整个热敷过程持续 15 ～ 20min。

5.随时观察热敷效果及老年人的反应。

【注意事项】

1.注意观察热敷部位皮肤状况，尤其是危重老年人，须密切观察，防止烫伤。

2.若热敷部位可耐受压力，可将热水袋放置在毛巾上再盖上大毛巾。

3.为老年人面部热敷后，应叮嘱老年人热敷完 30min 后才可以外出，以防感冒。

第6章

用药照护技能

第一节 药物储存及保管

技能一 药物储存

【操作目的】

确保药品在储存过程中的安全，保证药品的使用价值，减少药材损耗，满足老年人防病治病的需要。

【药物储存原则及注意事项】

1. 药柜应安排在干爽阴凉，避免太阳直接照射及老年人不容易接触得到的地方。

2. 药物存放应符合药物说明书标明的条件。

3. 药柜及存有药物的冰箱应经常上锁，钥匙必须由护理人员妥善保管。

4. 口服、外用与注射药物必须分开存放。

5. 定期查对托管药物的有效期。按有效期的长短顺序放置，过期药按规范及时处理。

6. 储存格内的药物应独立存放在原装药袋或药瓶内。切勿把不同的药物存放在同一个药袋或药瓶内，以免混淆。

7. 需冷藏的药物宜放在独立的药物冰箱内，要按药物标签上的说明处理并应与食物分开摆放（如存放于密封容器内与食物分开）。

8. 存放药物的冰箱内应放置温度计，以确保冰箱温度适中（2～8℃）。

9. 停用或过期的药物及时清理，只储存最新疗程及未过期的药物。

10. 每种药物都应有独立的标签和独立的包装。

11. 开封后有特定储存期限的药物（如眼药水、胰岛素、硝酸甘油舌下含片等）应在开封时在瓶身标明开封日期（如开封的胰岛素有效期为28d）。

12. 如遇下列情况，应立即停止使用有关药物，安排补充，避免老年人因中断使用药物而导致病情转变。

（1）根据标签资料，药物已过期（注意：药瓶开启后，药物的存放时限不能单以标签的有效期为准）。

（2）药物标签损坏、脱落，以致无法看清药名。

（3）药物出现变形、变色或变味，透明的液体变得浑浊不清。

技能二　药物保管

【操作目的】

确保药物的安全储存和及时收发，避免过度领取。

【药物保管的原则】

1. *分类放置*　药品应按内服、外用、注射、剧毒等性质分类放置。先领先用、以防失效。贵重药、麻醉药、剧毒药应有明显标记，加锁保管，专人负责，使用专本登记，并实行严格交接制度。

2. *标签明显*　药瓶上应贴有明显标签：内服药标签为蓝色边、外用药为红色边、剧毒药和麻醉药为黑色边。标签要字迹清楚，标签上应标明药名（中、英文对照）、浓度、剂量。

3. *定期检查*　药物要定期检查，如有沉淀、浑浊、异味、潮解、霉变等现象，或标签脱落、辨认不清，应立即停止使用。

4. *妥善保存*　根据药物的性质妥善保存。

（1）易挥发、潮解或风化的药物：如乙醇、过氧乙酸、碘酊、糖衣片等，应装瓶、盖紧瓶盖。

（2）易氧化和遇光易变质的药物：如维生素C、氨茶碱、盐酸肾上腺素等，应装在棕色瓶内或避光容器内，放于阴暗处保存。肾上腺素类、硝普钠等使用时也应遮光或避光。

（3）易被热破坏的某些生物制品和药品：如蛋白制剂、疫苗、益生菌、干扰素等，应置于$2 \sim 10℃$低温处保存。

（4）易燃易爆的药物：如乙醇、乙醚、环氧乙烷等，应单独存放，密闭瓶盖置于阴凉处，并远离明火。

（5）易过期的药物：如各种抗生素、胰岛素等，应按有效期先后，有计划地使用，避免因药物过期造成浪费。

（6）老年人专用的贵重或特殊药物应单独存放，并注明姓名。

第二节　常见用药方法照护

技能一　口服给药法

【操作目的】

协助老年人安全、正确地服下药物，以达到减轻症状，治疗疾病，维持正常生理功能，协助诊断和预防疾病的目的。

【操作前准备】

1. 老年人　评估老年人的口腔和吞咽情况，告知老年人服药的目的、方法、注意事项和配合要点，帮助老年人做好服药准备。

2. 操作者　仪表整洁，修剪指甲，洗手，戴口罩。

3. 环境　环境清洁、宽敞、明亮。

4. 用物　口服药、病历、水壶（内盛温开水）、饮水管等。

【操作步骤】

1. 备齐用物，携带至老年人床旁。

2. 核对药物的名称、种类和医嘱。

3. 核对老年人姓名、用药方式及餐前用药还是餐后用药。

4. 发药。

5. 液体药物，使用前将药物摇匀，打开瓶盖，将视线与刻度保持在同一水平线，缓慢将药物倒入容器至所需药量，盖好瓶盖。

6. 固体药物，将药物放置在老年人方便拿取的容器中。

7. 协助老年人服药，并确认老年人服下。

8. 服药完毕后再次进行核对。

9. 交代老年人用药注意事项。

【注意事项】

1. 严格执行查对制度。

2. 如发药时老年人不在或因故暂不能服药，应将药物带回保管，应将提示卡置于床头，适时再发或交班。

3. 对危重症老年人或不能自行服药的老年人应喂药；鼻饲的老年人须将药物碾碎，用水溶解后从鼻饲管注入，再用少量温开水冲净鼻饲管。

4. 需吞服的药物通常用 40 ～ 60℃温开水送下，禁用茶水服药。

5. 增加或停用某种药物时，应及时告知老年人。

6. 液体药物取用时，如不慎倒出药液过多，应将多余部分弃去，不能倒回原瓶。

7. 对牙齿有腐蚀作用的液体药物（如铁剂和酸类），应用吸水管吸服后漱口，以保护牙齿。

8. 缓释片、胶囊、肠溶片在服用时不可嚼碎；舌下含服药物应置于舌下或两颊黏膜与牙齿之间待其溶化。

9. 健胃药宜在饭前服；助消化药及对胃黏膜有刺激性的药物宜在饭后服；催眠药在睡前服。

10. 抗生素及磺胺类药物应准时服药，以保证有效的血药浓度。

11. 服用对呼吸道黏膜起安抚作用的药物（如止咳糖浆）后不宜立即饮水。

12. 某些磺胺类药物经肾脏排出，尿少时易析出结晶堵塞肾小管，服药后要多饮水。

13. 注意药物之间的配伍禁忌。

技能二　胰岛素注射法

【操作目的】

协助血糖高的老年人注射胰岛素，及时有效地控制血糖，预防并发症的发生。

【操作前准备】

1. 老年人　解释胰岛素注射的目的、方法、注意事项、配合要点、药物作用及副作用；取舒适体位，暴露注射部位。

2. 操作者　仪表整洁，修剪指甲，洗手，戴口罩。

3. 环境　环境清洁、宽敞、明亮，必要时用屏风遮挡老年人。

4. 用物　75% 乙醇、无菌棉签、注射器和胰岛素注射液（以 10ml 400U 为例）或胰岛素注射笔和胰岛素笔芯、治疗盘、治疗巾、医嘱单。

【操作步骤】

1. 常规注射法

（1）核对药液并检查药液质量。

（2）严格无菌操作抽吸药液（确定抽吸药液的量，如 4U 胰岛素皮下注射，需要抽吸的药液为 0.1ml）。

（3）携用物至老年人床旁，核对老年人姓名，再次核对药液名称、剂量，协助老年人取舒适卧位。

（4）评估老年人注射部位的皮肤情况。

（5）排尽注射器内空气，用 75% 乙醇消毒注射部位的皮肤，待干。捏起注射部位皮肤，告知老年人即将进行注射，执笔式进针（90°或 45°），迅速将针梗的 2/3 刺入皮肤。松开皮肤，抽动活塞确保无回血，缓慢将药液注入。

（6）注射完毕后针头在皮下停留 5 ～ 10s，取无菌棉签置于穿刺点附近，迅速拔出针头，用无菌棉签在穿刺部位按压片刻。

（7）再次核对老年人姓名，协助老年人取舒适卧位，整理用物，洗手记录。

2. 胰岛素笔的使用　见图 6-2-1。

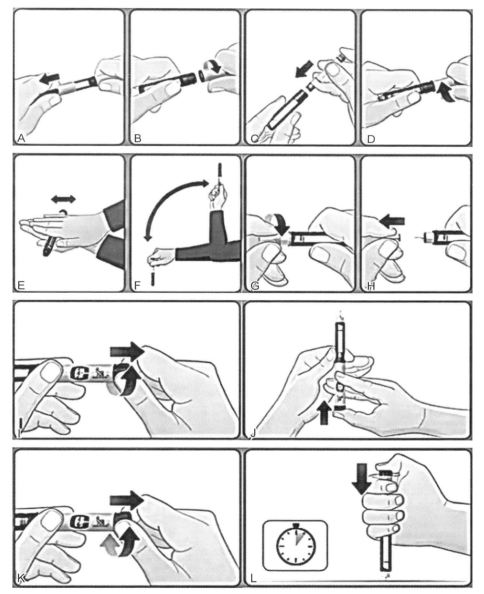

图 6-2-1　胰岛素笔的使用

（1）安装胰岛素笔芯

1）提前 30min 从冰箱冷藏室取出胰岛素，在室温下回温。

2）核对胰岛素的剂型，检查笔芯有无破损或漏液，检查笔芯中的药液性状，并确认在有效期内。

3）旋开笔帽，拧开笔芯架（图 6-2-1A、B），将笔芯装入笔芯架，拧紧（图 6-2-1C、D），将胰岛素笔平放在手心中，水平滚动 10 次，然后用手持胰岛素笔，通过肘关节和前臂的上下摆动，上下翻动 10 次，使瓶内药液充分混匀（图 6-2-1E、F），撕掉针的保护片，顺时针拧紧针头（图 6-2-1G、H），将剂量调节旋钮拨至 2U，针尖向上直立，手指轻弹笔芯架数次，使空气聚集在顶部后，按压注射键，直至一滴胰岛素从针头溢出，即表示驱动杆已与笔芯完全接触，且笔芯内的气泡已排尽（图 6-2-1I、J）。

（2）携用物至老年人床旁，核对老年人床号、姓名，协助老年人取舒适卧位。

（3）评估老年人注射部位的皮肤情况，用 75% 乙醇消毒注射部位的皮肤，待干。

（4）剂量显示窗为零，调节剂量选择环，在显示窗中选择相应剂量（图 6-2-1K），核对排气。

（5）使用较短（4mm 或 5mm）的针头时，大部分老年人无须捏起皮肤，并成 90°进针；使用较长（≥ 8mm）的针头时，需要捏皮，并成 45°进针以降低肌内注射风险。快速按下注射键，应在拔出针头前至少停留 10s（图 6-2-1L）。

（6）同常规注射法的 10 ～ 13 步骤。

【注意事项】

1. 严格执行无菌操作和查对制度。

2. 注射时避开硬结、炎症、皮肤病部位。

3. 胰岛素注射液开启后可常温放置 28d，开启时应在瓶身规定位置记录开启日期。

4. 抽动活塞如发现回血，应拔出针头更换注射部位。

5. 应有计划的更换注射部位。

6. 注射完毕后应严密观察老年人情况，如发生低血糖应立即汇报处理。

7. 胰岛素笔注射时要注意针头只可使用一次，避免多次重复使用引起的感染。

技能三　眼、耳、鼻、直肠、会阴、皮肤等用药方法

【操作目的】

协助老年人眼、耳、鼻、直肠、会阴、皮肤等不同部位安全有效地用药，

以达到局部治疗的目的。

【操作前准备】

1. 老年人　了解不同部位用药的目的、方法、注意事项、配合要点、药物作用及副作用；取舒适体位，掌握放松和配合的方法，做好用药准备。

2. 操作者　仪表整洁，修剪指甲，洗手，戴口罩。

3. 环境　环境清洁、宽敞、明亮，必要时用屏风遮挡老年人。

4. 用物　药物、棉签、手套、治疗巾、屏风等。

【操作步骤】

1. 协助老年人使用眼药

（1）评估老年人用药部位（左眼 / 右眼 / 双眼）；眼睛有无红肿、炎症；老年人的配合程度。

（2）核对药液及老年人姓名。

（3）协助老年人平躺或端坐在椅子上。

（4）二次核对。

（5）用无菌棉签擦拭睫毛及眼睑上的分泌物，嘱老年人头后仰，睁开眼睛，用手指轻柔地向下拉眼睑，滴眼药水（涂眼药膏）（图 6-2-2）。

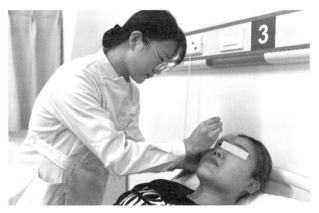

图 6-2-2　仰卧位使用眼药水

（6）再次核对药物及老年人身份，协助老年人取舒适卧位。

（7）整理用物，洗手记录。

2. 协助老年人使用滴耳剂

（1）评估老年人耳部（左耳 / 右耳 / 双耳）皮肤情况和老年人的配合程度。

（2）核对药液及老年人姓名。

（3）滴药前，协助老年人将耳道内分泌物擦拭干净。

（4）协助老年人取侧卧位，患耳向上；也可取坐位，头侧向一侧肩部，使老年人外耳道口朝上。

（5）二次核对。

（6）操作者一手将老年人的耳郭向后上方牵拉，使耳道变直，另一手持滴耳药将药液顺外耳道壁滴入 3 ～ 5 滴（图 6-2-3），滴后按压耳屏数次，休息片刻再改变体位。

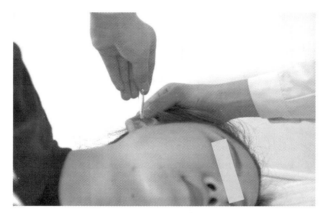

图 6-2-3 侧卧位使用滴耳剂

（7）滴药完毕，操作者用棉球或纸巾擦去外流的药液。

（8）再次核对药物及老年人身份。

（9）协助老年人取舒适卧位，整理用物，洗手记录。

3. 协助老年人使用滴鼻剂

（1）评估老年人鼻部（左鼻腔 / 右鼻腔 / 双鼻腔）皮肤情况和老年人的配合程度。

（2）核对药液及老年人床号、姓名。

（3）滴药前，协助老年人擤出鼻涕；不能擤出者，协助老年人将鼻涕等分泌物排出，并擦拭干净；如果鼻腔内有干痂，应先用干净棉签蘸温盐水浸软、取出并擦拭干净后再滴药。

（4）协助老年人平卧，头尽量往后仰，头低肩高位，或者肩下垫枕头（图 6-2-4）。

（5）二次核对。

（6）嘱老年人先吸气，然后滴入药液 2 ～ 3 滴。

（7）滴药完毕，操作者以手轻轻地揉按鼻翼两侧，使药液均匀地渗到鼻黏膜上。

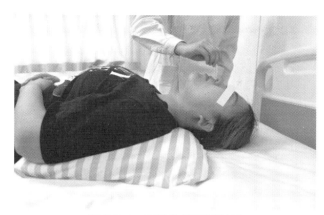

图 6-2-4　平卧位使用滴鼻剂

（8）用棉球或纸巾擦去外流的药液。

（9）再次核对药物及老年人身份。

（10）协助老年人取舒适卧位，整理用物，洗手记录。

4. 协助老年人直肠栓剂用药

（1）评估老年人用药部位和配合程度。

（2）核对药物及老年人床号、姓名。

（3）取屏风遮挡，保护隐私。

（4）协助老年人取屈膝侧卧位，暴露肛门，戴上指套或手套。

（5）二次核对药物及老年人身份。

（6）嘱老年人张口深呼吸，保持放松，操作者将栓剂插入肛门，并用示指将栓剂沿直肠壁缓慢向脐部方向送入 6 ～ 7cm。置入栓剂后，保持侧卧位15min，若栓剂滑脱出肛门外，应予以重新插入。

（7）再次核对药物及老年人身份。

（8）协助老年人穿裤子，取舒适体位，整理床单位和用物。

5. 协助女性老年人阴道栓剂用药

（1）评估老年人用药部位和配合程度。

（2）核对药物及老年人床号、姓名。

（3）取屏风遮挡，协助老年人取屈膝卧位，双腿分开，暴露会阴部，铺橡胶单及治疗巾于会阴下，一手戴上指套或手套取出栓剂。

（4）再次核对药物及老年人身份。

（5）嘱老年人张口深呼吸，保持放松，利用置入器或戴上手套将栓剂沿阴道下后方轻轻送入 5cm，达阴道穹隆。

（6）嘱咐老年人至少平卧 15min，以利于药物扩散至整个阴道组织，利于药物吸收。

（7）再次核对药物及老年人身份。

（8）取出治疗巾及橡胶单，为避免药物或阴道渗出物弄污内裤，可使用卫生棉垫。协助老年人取舒适体位，整理床单位和用物。

6. 协助老年人皮肤用药

（1）评估老年人用药部位和配合程度。

（2）核对药物及老年人床号、姓名。

（3）协助老年人取舒适卧位（或方便操作的卧位，如果是隐私部位用药要注意遮挡）。

（4）涂搽药物前先用温水与中性肥皂清洁皮肤，如有皮炎则仅用清水清洁。

（5）根据药物剂型的不同，采用相应的护理方法。

1）溶液剂：用塑料布或橡胶单垫于患处下面，用钳子夹持蘸湿药液的棉球洗抹患处，至清洁后用干棉球抹干。

2）糊剂：用棉签将药糊直接涂于患处，药糊不宜涂得太厚，亦可将糊剂涂在纱布上，然后贴在受损皮肤处，外加包扎。

3）软膏：用搽药棒或棉签将软膏涂于患处，不要太厚，如为角化过度的皮损，应略加摩擦，除用于溃疡或大片糜烂受损皮肤外，一般不需要包扎。

4）乳膏 / 酊剂 / 醑剂：用搽药棒或棉签蘸药涂于患处。

5）粉剂：将药粉均匀地扑撒在受损皮肤处。

（6）再次核对药物及老年人身份。

（7）协助老年人取舒适体位，整理床单位和用物。

【注意事项】

1. 滴眼药水时，应距离眼睑 1 ～ 2cm，要滴指定的滴数，不可多滴，滴完后让老年人闭上双眼转动眼球，同时擦净眼周围多余药物。涂眼药膏时，应与眼睑有一定距离，挤出一段眼药膏，由内眦向外眦涂抹，涂抹完毕后让老年人闭上双眼转动眼球，同时擦净眼周围多余药物。

2. 滴耳药的温度应与体温接近，避免过冷刺激耳膜引起不适。

3. 向鼻或耳内滴药时，滴管头不要触及鼻或耳部，以免污染药液。

4. 协助老年人会阴及肛门用药时，应注意隐私保护，动作应轻柔，避免刺激。

5. 皮肤给药时，若该部位存在旧的敷贴，应轻柔揭除，清洁后再进行敷贴。

6. 用药过程中注意观察老年人反应，用药完毕后持续观察一段时间，以防止突发情况的发生。

7. 给药时指导老年人放松和配合的方法，采取提高用药效果的措施。

技能四　雾化吸入法

【操作目的】

1. 协助老年人消炎、镇咳、祛痰。

2. 帮助老年人解除支气管痉挛、改善通气功能。

3. 预防和治疗老年人发生的呼吸道感染。

【操作前准备】

1. 老年人　了解雾化吸入的目的、方法、注意事项和配合要点；取舒适体位，做好雾化治疗的准备。

2. 操作者　仪表整洁，修剪指甲，洗手，戴口罩。

3. 环境　环境清洁、宽敞、明亮，温湿度适宜。

4. 用物　超声波雾化吸入器（图 6-2-5）或氧气雾化吸入器、水温计、冷蒸馏水、生理盐水、药液、纱布、弯盘等。

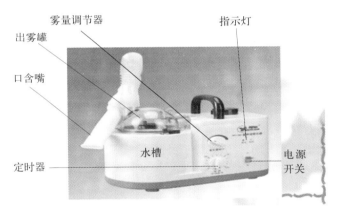

图 6-2-5　超声雾化器

【操作步骤】

1. 超声波雾化吸入法

（1）使用前检查雾化器各部件是否完好，有无松动、脱落等异常情况。

（2）连接雾化器主件与附件。

（3）加冷蒸馏水于水槽内，水量需浸没雾化罐底部透声膜。

（4）将药液用生理盐水稀释至 30 ～ 50ml 倒入雾化罐内，检查无漏水后，将雾化罐放入水槽，盖紧水槽盖。

（5）核对老年人姓名，协助老年人取合适卧位。

（6）接通电源，打开电源开关，调整定时开关至所需时间，打开雾化开关，调节雾量。

（7）二次核对药液和老年人身份。

（8）将口含嘴放入老年人口中（面罩盖于老年人口鼻部），指导老年人闭口深呼吸（紧闭嘴唇深吸气，屏气 1 ~ 2s，用鼻呼气），直至药液吸完为止。

（9）再次核对药液和老年人身份。

（10）雾化结束，取下口含嘴或面罩，先关雾化开关，再关电源开关。

（11）协助老年人擦干面部，清洁口腔，取舒适卧位，整理床单位。

（12）清理用物，放掉水槽内的水，擦干水槽。将口含嘴、雾化罐、螺纹管浸泡于消毒液内 1h，再洗净晾干备用。

（13）洗手，做好记录。

2. 氧气雾化吸入法

（1）使用前检查雾化器各部件是否完好，有无松动、脱落等异常情况。

（2）将药液稀释至 5ml，注入雾化器的药杯内。

（3）核对老年人姓名，协助老年人取合适卧位。

（4）将雾化器的接气口连接于氧气筒或中心供氧装置的输氧管上。

（5）调节氧流量至 6 ~ 8L/min。

（6）二次核对药液和老年人身份。

（7）指导老年人手持雾化器，将吸嘴放入口中紧闭嘴唇深吸气，用鼻呼气，如此反复，直至药液吸完为止。

（8）再次核对药液和老年人身份。

（9）雾化结束，取下雾化器，关闭氧气开关。

（10）协助老年人擦干面部，清洁口腔，取舒适卧位，整理床单位。

【注意事项】

1. 超声波雾化器水槽内应保持足够的水量，水温不宜超过 50℃。注意保护药杯及水槽底部晶体换能器，在操作及清洗过程中，动作要轻，防止损坏。如需连续使用超声波雾化吸入器，两次之间应间隔 30min。

2. 超声雾化治疗过程需加入药液时，不必关机，直接从盖上小孔内添加即可；若要加水入水槽，必须关机操作。

3. 使用供氧装置时，氧气湿化瓶内勿盛水，以免液体进入雾化器内使药液稀释影响疗效；注意用氧安全，严禁接触明火及易燃物品。

4. 雾化器、口含嘴、面罩等应专人专用，做好雾化用品的清洗消毒。

5. 观察老年人痰液排出是否困难，若痰液不易咳出时，应给予拍背以协助痰液排出。

第7章

标本采集照护技能

第一节　二便标本采集

技能一　尿标本采集

【操作目的】

1.用于泌尿生殖系统疾病、肝胆疾病、代谢性疾病（如糖尿病）及其他系统疾病的诊断、鉴别诊断和治疗监测。

2.用于安全用药检测和健康状况评估。

【操作前准备】

1.老年人　尿液标本采集前，首先确认老年人的饮食是常规饮食，且老年人处于平静状态；其次，确保老年人了解采集尿标本的目的和方法，做好采集尿标本的准备。

2.操作者　仪表整洁，修剪指甲，洗手，戴口罩。

3.环境　环境清洁、宽敞、明亮、隐蔽。

4.用物　除检验申请单、标签或条形码、手套以外，根据检验目的不同，另备以下用物。

（1）尿常规标本：一次性尿常规标本容器，必要时备便盆或尿壶。

（2）12h或24h尿标本：集尿瓶（容量3000～5000ml）、防腐剂。

（3）尿培养标本：无菌标本容器、无菌手套、无菌棉球、消毒液、便器或尿壶、屏风、肥皂水或1：5000高锰酸钾水溶液、无菌生理盐水、必要时备导尿包或一次性注射器及无菌棉签。

【操作步骤】

1.核对医嘱、检验申请单、标签（或条形码）及标本容器，无误后贴标签（或条形码）于标本容器外壁上。

2.依据检验申请单查对老年人；核对检验申请单、标本容器以及标签（或条形码）是否一致。

3. 收集尿液标本

（1）尿常规标本

1）能自理的老年人：给予标本容器，嘱其将晨起第一次尿留于容器内，除测定尿比重需留 100ml 以外，其余检验留取 30 ～ 50ml 即可。

2）行动不便的老年人：协助老年人在床上使用便器，收集尿液于标本容器中。

3）留置导尿的老年人：于集尿袋下方引流孔处打开橡胶塞收集尿液。

（2）12h 或 24h 尿标本

1）将检验申请单标签或条形码贴于集尿瓶上，注明留取尿液的起止时间。

2）留取 12h 尿标本，嘱老年人于晚上 7 时排空膀胱后开始留取尿液，至次晨 7 时留取最后一次尿液；若留取 24h 尿标本，嘱患者于早晨 7 时排空膀胱后开始留取尿液，至次晨 7 点留取最后一次尿液。

3）请老年人将尿液先排在便器或尿壶内，然后再倒入集尿瓶内。

4）留取最后一次尿液后，将 12h 或 24h 的全部尿液盛于集尿瓶内，测总量后记录于检验单上。

（3）尿培养标本

1）中段尿留取法：屏风遮挡，协助老年人取坐位或平卧位，放好便器。操作者戴手套，协助老年人用肥皂水或 1 ∶ 5000 高锰酸钾水溶液清洗尿道口和外阴部，再用消毒液冲洗尿道口，无菌生理盐水冲去消毒液，然后排尿弃前段尿液，收集中段尿 5 ～ 10ml 盛于带盖的无菌容器内送检。

2）导尿术留取法：按导尿术要求分别清洁、消毒外阴、尿道口，再按照导尿术引流尿液，见尿后弃去前段尿液，接中段尿 5 ～ 10ml 于无菌试管中送检。

3）留置导尿管术留取法：留置导尿时，用无菌消毒法消毒导尿管外部及导尿管口，用无菌注射器通过导尿管抽吸尿液送检。

4. 脱手套，协助老年人清洁外阴，整理衣裤，整理床单位，清理用物。

5. 洗手，再次查对医嘱和标本，标本密封后放于转运容器里外送，做好交接和记录，处理用物。

【注意事项】

1. 尿液标本必须新鲜，并按要求留取。

2. 尿液标本应避免经血、白带、精液、粪便等混入，还应注意避免烟灰、便纸等异物混入。

3. 标本留取后，应及时送检，以免细菌繁殖、细胞溶解或被污染等。送检标本时要置于有盖容器内，以免尿液蒸发影响检测结果。

4. 常规检查在标本采集后尽快送检，最好不超过 2h，如不能及时送检和分析，必须采取保存措施，如冷藏或防腐等。

5. 留取尿培养标本时，应严格执行无菌操作，防止标本污染影响检验结果。

技能二　粪便标本采集

【操作目的】

1. 了解老年人的消化道有无炎症、出血、寄生虫感染、恶性肿瘤等情况。

2. 评估老年人的消化系统功能，为协助诊断、治疗疾病提供可靠依据。

3. 检查粪便中有无致病菌。

【操作前准备】

1. 老年人　介绍采集粪便标本的目的和方法，做好采集粪便标本的准备。

2. 操作者　仪表整洁，修剪指甲，洗手，戴口罩。

3. 环境　环境清洁、宽敞、明亮、隐蔽。

4. 用物　除检验申请单、标签或条形码、手套以外，根据检验目的不同，另备以下用物。

（1）常规标本：检便盒（内附棉签或检便匙）、清洁便盆。

（2）培养标本：无菌培养容器、无菌棉签、消毒便盆。

（3）隐血标本：检便盒（内附棉签或检便匙）、清洁便盆。

（4）寄生虫及虫卵标本：检便盒（内附棉签或检便匙）、透明塑料薄膜或软黏透明纸拭子或透明胶带或载玻片（查找蛲虫）、清洁便盆。

【操作步骤】

1. 核对医嘱、检验申请单、标签（或条形码）及标本容器，无误后贴检验申请单标签（或条形码）于标本容器外壁上。

2. 依据检验申请单查对老年人的床号、姓名；核对检验申请单、标本容器以及标签（或条形码）是否一致。

3. 收集粪便标本

（1）常规标本

1）嘱老年人排便于清洁便盆内。

2）用棉签或检便匙取脓、血、黏液部分或粪便表面、深处及粪端多处取材约5g新鲜粪便，置于检便盒内送检。

（2）培养标本

1）嘱老年人排便于消毒便盆内。

2）用无菌棉签取黏液脓血部分或中央部分粪便2～5g置于无菌培养容器内，盖紧瓶塞送检。

（3）隐血标本：按常规标本留取。

（4）寄生虫及虫卵标本

1）检查寄生虫及虫卵：嘱老年人排便于便盆内，用棉签或检验匙取不同部位带血或黏液部分 5 ～ 10g 送检。

2）检查蛲虫：半夜 12 时或清晨排便前用透明塑料薄膜或软黏透明纸拭子在肛门周围皱襞处拭取标本，立即送检。或嘱老年人睡觉前或清晨未起床前，将透明胶带贴于肛门周围处，取下已粘有虫卵的透明胶带面贴在载玻片上或将透明胶带对合，立即送检验室做显微镜检查。

3）检查阿米巴原虫：将便盆加温至接近人体的体温，排便后标本连同便盆立即送检。

4. 用物按常规消毒处理。

5. 洗手，记录。

【注意事项】

1. 盛粪便标本的容器必须有盖，有明显标记。

2. 不应留取尿壶或混有尿液的便盆中的粪便标本。粪便标本中也不可混入植物、泥土、污水等异物。不应从卫生纸或衣裤、纸尿裤等物品上留取标本，不能用棉签有棉絮端挑取标本。

3. 采集寄生虫标本时，如老年人服用驱虫药或做血吸虫孵化检查，应取黏液、脓、血部分，如需孵化毛蚴应留取不少于 30g 的粪便，并尽快送检，必要时留取整份粪便送检。

4. 检查痢疾阿米巴滋养体时，在采集标本前几天，不应给老年人服用钡剂、油质或含金属的泻剂，以免金属制剂影响阿米巴虫卵或胞囊的显露。同时应床边留取新排出的粪便，从脓血和稀软部分取材，并立即保温送实验室检查。

5. 采集培养标本，全部无菌操作并将标本收集于灭菌封口的容器内。若难以获得粪便或排便困难者可采取直肠拭子法，即将拭子或无菌棉签前端用无菌甘油或生理盐水湿润，然后插入肛门 4 ～ 5cm，轻轻在直肠内旋转，擦取直肠表面黏液后取出，盛于无菌试管或保存液中送检。

第二节　其他标本采集

技能一　痰标本采集

【操作目的】

1. 检查痰液中的细菌、虫卵或癌细胞。

2.检查痰液中的致病菌，为选择抗生素提供依据。

3.检查 24h 的痰量，并观察痰液的性状，协助诊断或做浓集结核杆菌检查。

【操作前准备】

1.老年人　介绍采集痰液标本的目的、方法、注意事项和配合要点，做好采集痰液标本的准备。

2.操作者　仪表整洁，修剪指甲，洗手，戴口罩。

3.环境　环境清洁、宽敞、明亮。

4.用物　除检验申请单、标签或条形码、手套以外，根据检验目的不同，另备以下用物。

（1）常规痰标本：痰盒。

（2）痰培养标本：无菌痰盒、漱口溶液（朵贝氏液、冷开水）。

（3）24h 痰标本：广口大容量痰盒、防腐剂（如苯酚）。

（4）无力咳痰者或不合作者：一次性集痰器、吸痰用物（吸引器、吸痰管）、一次性手套。如收集痰培养标本需备无菌用物。

【操作步骤】

1.核对医嘱、检验申请单、标签（或条形码）及标本容器，无误后贴检验申请单标签（或条形码）于标本容器外壁上。

2.依据检验申请单查对老年人身份；核对检验申请单、标本容器以及标签（或条形码）是否一致。

3.收集粪便标本

（1）常规标本

1）能自行留痰者：晨起漱口，深呼吸数次后用力咳出气管深处的痰液置于痰盒中。

2）无力咳痰或不合作者：叩击胸背部，一次性集痰器分别连接吸引器和吸痰管吸痰，置痰液于集痰器。

（2）痰培养标本

1）最好留取晨痰，先用朵贝氏液再用冷开水洗漱、清洁口腔和牙齿。

2）深吸气后再用力咳出呼吸道深部的痰液于无菌容器中，痰量不少于 1ml。

3）痰液咳出困难时可先雾化吸入生理盐水，再咳出痰液于无菌容器中。

（3）24h 痰标本：痰标本留取时间从晨起漱口后（7 时）第一口痰起至次晨漱口后（7 时）第一口痰结束，将 24h 痰液全部收集于广口痰盒内。

4.洗手，观察，记录。

5.送检。

【注意事项】

1. 收集痰液时间宜选择在清晨，此时痰量较多，痰内细菌也较多，可提高阳性率。

2. 勿将漱口水，口腔、鼻咽分泌物（如唾液、鼻涕）等混入痰液中。

3. 如查癌细胞，应用 10% 甲醛溶液或 95% 乙醇溶液固定痰液后立即送检。

4. 做 24h 痰量和分层检查时，应嘱老年人将痰吐在无色广口大玻璃瓶内，加少许防腐剂（如苯酚）防腐。

5. 留取痰培养标本时，应用朵贝氏液及冷开水漱口数次，尽量排除口腔内的大量杂菌。

技能二　咽拭子标本采集

【操作目的】

从咽部及扁桃体采集分泌物做细菌培养或病毒分离，以协助诊断。

【操作前准备】

1. 老年人　介绍采集咽拭子标本的目的、方法、注意事项和配合要点，做好采集咽拭子标本的准备。

2. 操作者　仪表整洁，修剪指甲，洗手，戴口罩，必要时采取防护措施。

3. 环境　环境清洁、宽敞、明亮。

4. 用物　检验申请单、标签或条形码、无菌咽拭子培养试管、酒精灯、火柴、无菌生理盐水、压舌板、手电筒等。

【操作步骤】

1. 核对医嘱、检验申请单、标签（或条形码）及无菌咽拭子培养试管，无误后贴检验申请单标签（或条形码）于无菌咽拭子培养试管外壁上。

2. 依据检验申请单查对老年人身份；核对检验申请单、无菌咽拭子培养试管以及标签（或条形码）是否一致。

3. 标本采集：点燃酒精灯，按无菌操作要求从培养试管中取出无菌长棉签，并用无菌生理盐水蘸湿，嘱老年人张口，发"啊"音，用无菌长棉签迅速擦拭两侧腭弓、咽及扁桃体上分泌物。

4. 将试管口和塞子在酒精灯火焰上烧灼，然后将棉签插入试管中，再次烧灼试管口后塞紧试管塞子。

5. 洗手，记录，送检。

【注意事项】

1. 最好在应用抗生素之前采集咽拭子标本。

2. 真菌培养时须在口腔溃疡面上采集分泌物，避免接触正常组织。先用一个拭子揩去溃疡或创面浅表分泌物，再用第二个拭子采集溃疡边缘或底部分泌物。

3. 操作过程中避免交叉感染，注意无菌长棉签不要触及其他部位，防止污染标本，影响检验结果。

4. 避免在进食后 2h 内留取咽拭子标本，以防呕吐。

第8章

病情观察及常见急症照护技能

第一节　病情观察照护技能

技能一　一般情况病情观察

【操作目的】

为老年人进行病情观察，全面、细致、准确地判断老年人的病情。

【操作前准备】

1. 操作者　仪表整洁，修剪指甲，洗手。

2. 环境　清洁、宽敞、明亮。

3. 用物　听诊器、手电筒、记录单、记录笔等。

【操作步骤】

1. 向老年人或家属解释，取得老年人或其家属的配合。

2. 病情观察

（1）皮肤的观察

1）正常情况下皮肤色泽红润、温暖、有弹性，对冷热、压力、触摸感觉正常。

2）与成年人相比，老年人皮肤较松弛、干燥、皱纹较多、抵抗力降低。

3）注意观察老年人皮肤有无瘙痒、皮疹、皲裂等，长期卧床的老年人注意观察受压部位的皮肤有无充血、发红或破溃等情况。

4）注意观察老年人皮肤颜色、弹性的异常及有无水肿等。贫血的老年人，观察口唇、结膜颜色是否苍白；有肺源性心脏病、心力衰竭等缺氧的老年人，注意观察其口唇、面颊、鼻尖等部位皮肤发绀程度；脱水、甲状腺功能减退的老年人，观察皮肤弹性差；心性水肿的老年人可表现为下肢和全身水肿；肾性水肿的老年人多于晨起眼睑、颜面水肿。

（2）指（趾）甲的观察

1）正常指（趾）甲甲床色泽红润，富有光泽，外观呈椭圆形。

2）注意观察老年人指（趾）甲长度、厚度及有无破损等，为老年人及时修剪指（趾）甲。

3）注意观察老年人指（趾）甲有无其他异常情况。贫血的老年人指（趾）甲颜色苍白；缺氧时甲床呈暗红色或紫色；毛细血管硬化、供血不足时甲床变薄变脆，失去光泽呈浑浊状。

（3）体位的观察

1）正常情况下老年人自己可取舒适体位并可自行调整体位。

2）昏迷或极度衰竭的老年人不能自行调整体位或变换肢体位置的，需护理人员帮助取合适体位。

3）腹痛发作的老年人常辗转反侧，坐卧不宁；呼吸困难的老年人常无法躺卧，需坐起，严重呼吸困难的老年人日夜端坐。

（4）大便的观察

1）正常老年人每天排便 1 ～ 3 次或每 2 ～ 3d 1 次，平均每次 150 ～ 200g，为黄色成形软便。

2）注意观察老年人排便次数的异常情况。若老年人每天排便次数多于平时习惯的次数且粪质稀薄则为腹泻；若老年人每天排便次数小于平时习惯的次数或 1 周少于 3 次，伴有排便困难、大便干结则为便秘。

3）注意观察老年人粪便颜色和性状的异常情况。消化不良或急性肠炎时可为稀便或水样便；肠道部分梗阻或直肠狭窄，粪便常呈扁条形或带状；食用大量绿叶蔬菜，粪便可呈暗绿色；摄入动物血或铁制剂时粪便可呈无光样黑色；粪便呈柏油样见于上消化道出血；暗红色血便见于下消化道出血；粪便表面粘有鲜红色血液见于痔疮或肛裂。

（5）小便的观察

1）正常老年人白天排尿 3 ～ 5 次，夜间 0 ～ 1 次，每次尿量 200 ～ 400ml。尿液呈淡黄色、透明状，无浑浊和沉淀。

2）注意观察老年人尿量的异常情况。24h 尿量超过 2500ml 为多尿，常见于饮用大量液体、糖尿病、尿崩症、急性肾功能不全（多尿期）等；24h 尿量少于 400ml 或者每小时尿量少于 17ml 为少尿，常见于发热、液体摄入过少、休克及心脏、肾脏、肝脏功能衰竭等；24h 尿量少于 100ml 或 12h 内无尿液产生为无尿（尿闭），常见于严重休克、急性肾衰竭、药物中毒等。

3）注意观察老年人尿液颜色和性状的异常情况。尿液呈洗肉水色或红色为血尿，常见于输尿管结石、泌尿系统肿瘤、结核及感染等；尿液呈浓茶色、酱油样色为血红蛋白尿，常见于血型不合所致的溶血、恶性疟疾和阵发性睡眠血红蛋白尿；尿液呈深黄色或黄褐色，振荡尿液后泡沫也呈黄色为胆红素尿，见于黄疸；尿液呈乳白色为乳糜尿，见于丝虫病；新鲜尿液发生浑浊常见于泌尿系统感染。

（6）营养状态的观察：可根据老年人皮肤的光泽度、弹性，毛发指甲的润泽程度，皮下脂肪的丰满程度，肌肉的发育状况等综合判断。

（7）意识的观察

1）观察老年人对时间、地点、人物及环境的判断。正常老年人意识清晰、反应准确、语言表达准确、情感活动正常。若老年人无法正常回答问题，对时间、地点、人物及环境的判断不正常时为意识障碍，需及时报告。

2）判断老年人意识障碍的程度。一般可分为嗜睡、意识模糊、昏睡和昏迷。

嗜睡是老年人处于持续睡眠状态，但能被言语或轻度刺激唤醒，醒后能正确、简单而缓慢地回答问题，但反应迟钝，刺激去除后又很快入睡。

意识模糊的程度较嗜睡深，老年人出现思维和语言不连贯，对时间、地点、人物的定向力完全或部分发生障碍，可伴有错觉、幻觉、躁动不安、谵语或精神错乱。

昏睡指处于熟睡状态，不容易被唤醒。疼痛、摇动身体等强刺激可将老年人唤醒，但醒后语言含糊或答非所问，停止刺激后又进入熟睡状态。

昏迷是最严重的意识障碍。其中浅昏迷指意识大部分丧失，没有自主运动，对声、光刺激无反应，对疼痛刺激可有痛苦表情及躲避反应。瞳孔对光反射、角膜反射、眼球运动、吞咽反射、咳嗽反射等可存在。呼吸、心跳、血压无明显改变，可有大小便失禁或潴留。深昏迷指意识完全丧失，对各种刺激均无反应。全身肌肉松弛，肢体呈弛缓状态，深浅反射均消失，偶有深反射亢进及病理反射出现。机体仅能维持循环与呼吸的最基本功能，呼吸不规则，血压可下降，大小便失禁或潴留。

（8）日常生活能力观察

1）进食：观察老年人用合适的餐具将食物由容器送到口中，包括用筷子、勺子或叉子取食物、对碗或碟子的把持、咀嚼、吞咽等过程。判断老年人是否可以独立进食，是否需要协助。

2）翻身：观察老年人自主进行变换卧位的能力，判断老年人是否能够独立完成翻身，是否需要协助。

3）穿脱衣物：观察老年人穿脱衣服、系扣子、拉拉链、穿脱鞋袜、系鞋带等的能力，判断老年人是否能够独立完成穿衣过程，是否需要协助。

4）洗漱：观察老年人洗脸、刷牙、梳头、刮胡须等的能力，判断老年人是否能够独立完成洗漱，是否需要协助。

5）如厕：观察老年人如厕时擦净排便部位、整理衣裤、冲水等的能力，判断老年人是否可以独立完成如厕，是否需要协助。

6）洗澡：观察老年人在准备好洗澡水后，能否自己独立完成洗澡，是否需要协助。

7）行走：观察老年人是否可以独立在平地上行走 45m，是否需要他人搀扶，或者使用拐杖、助行器等辅助用具。

8）上、下楼梯：观察老年人能否独立上、下楼梯，是否需要扶楼梯扶手、他人搀扶或使用拐杖等。

【注意事项】

1. 需认真细致观察老年人的一般情况，认真做好记录，及时记录观察的内容及老年人的反应等。

2. 了解一定的疾病知识才能达到准确判断老年人的病情，及时预见病情变化的目的。

技能二　体温的观察

【操作目的】

1. 判断老年人体温有无异常，动态监测体温的变化。

2. 协助诊断，为预防、治疗、康复和护理提供依据。

【操作前准备】

1. 老年人　了解测量体温目的、注意事项，测体温前避免喝热饮或冷饮、剧烈运动、情绪激动或洗澡，安静休息 30min 以上。

2. 操作者　仪表整洁，修剪指甲，洗手。

3. 环境　清洁，室温 22 ～ 24℃，湿度适宜。

4. 用物　容器 2 个（一个盛放已消毒的体温计，另一个盛放测温后的体温计）、纱布、表（有秒针）、记录单、笔、手消液。

【操作步骤】

1. 向老年人解释测量方法，协助摆体位。

2. 测温

（1）口温：将体温计水银端斜放入舌下热窝，嘱老年人闭口，勿咬体温计，用鼻呼吸。测量 3min。

（2）腋温：协助老年人擦净腋窝内汗液（如果有汗液），将体温计水银端放于腋窝正中，紧贴皮肤。嘱老年人屈臂过胸，夹紧体温计，测量 10min。

（3）肛温：润滑肛表水银端，插入肛门 3 ～ 4cm，测量 3min。

3. 取出体温计，用消毒纱布擦净。

4. 读取体温数值并记录。

【注意事项】

1. 测温前 20 ～ 30min 如有运动、进食、冷热饮、吸烟、冷热敷、沐浴、灌肠等，应休息 30min 后再测量。

2. 精神异常、昏迷、口腔疾病、张口呼吸的老年人禁忌测口温。腋下有创伤、炎症、瘢痕、出汗较多、肩关节受伤或消瘦夹不紧体温计的老年人禁忌测腋温。直肠或肛门手术、腹泻、心肌梗死的老年人禁忌测肛温。

3. 口温测量时，若老年人不慎咬破体温计，应先清除口腔内玻璃碎屑，再口服蛋清或牛奶，以延缓汞的吸收。

4. 对不能配合口腔温度测量的老年人可以采用红外线额温计测量，额温测量体温在 37.3℃ 以上者，再用水银体温计复测腋下温度。

技能三　脉搏的观察

【操作目的】

1. 判断老年人脉搏有无异常，动态监测脉搏的变化。

2. 协助诊断，为预防、治疗、康复和护理提供依据。

【操作前准备】

1. **老年人**　了解测量脉搏目的、注意事项，测量前避免喝热饮或冷饮、剧烈运动、情绪激动或洗澡，安静休息 30min 以上。

2. **操作者**　仪表整洁，修剪指甲，洗手。

3. **环境**　清洁、安静、舒适。

4. **用物**　表（有秒针）、记录单、笔、手消液。

【操作步骤】

1. 向老年人解释，取得配合。

2. 协助摆舒适体位，可取卧位或坐位，手腕伸展，手臂放舒适位置。

3. 测量：操作者以示指、中指、环指指端按压在桡动脉处，力度适中（图 8-1-1）。

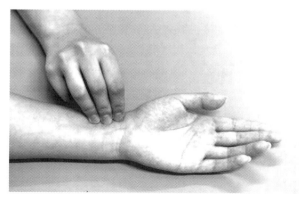

图 8-1-1　测量脉搏

4. 脉搏规律者测量 30s，计数结果乘以 2 为每分钟脉搏。若同一单位时间内脉率＜心率，则为脉搏短绌，应及时汇报医护人员。已诊断为脉搏短绌的老年人测量脉搏时，应由 2 名操作者同时测量，一人听心率，另一人测脉率，由听心率者发出"开始"和"停止"的口令，计时 1min，记录方法为心率 /脉率。

5. 记录数值。

【注意事项】

1. 测量前若有剧烈运动、紧张、恐惧、哭闹等，应休息 20 ～ 30min 后再测量。

2. 诊脉时勿用拇指。

3. 异常脉搏测量 1min；脉搏细弱难以触诊应测心尖搏动 1min。

技能四　呼吸的观察

【操作目的】

1. 判断呼吸有无异常，动态监测呼吸的变化，了解老年人呼吸功能情况。

2. 协助诊断，为预防、治疗、康复和护理提供依据。

【操作前准备】

1. 老年人　取舒适体位，测量前 30min 内无剧烈运动、情绪激动。

2. 操作者　仪表整洁，修剪指甲，洗手。

3. 环境　清洁。

4. 用物　表（有秒针）、记录单、笔、手消液。

【操作步骤】

1. 向老年人解释，取得配合。

2. 协助取舒适体位。操作者将手放在老年人腕部状似诊脉，眼睛观察老年人胸腹部的起伏。

3. 观察呼吸频率、深度、节律、声音、形态及有无呼吸困难。

4. 正常呼吸测量 30s，计数结果乘以 2 为每分钟呼吸次数。异常呼吸者应计时 1min。

5. 记录数值。

【注意事项】

1. 测量前若有剧烈运动、情绪激动等，应休息 20 ～ 30min 后再测量。

2. 呼吸受意识支配，因此测量呼吸前不必向老年人解释。

3. 病情危重的老年人呼吸微弱，可将少许棉花置于老年人鼻孔前，观察棉花被吹动的次数，计时 1min。

技能五 血压的观察

【操作目的】

1. 判断血压有无异常，动态监测血压的变化。

2. 评估高血压严重程度，及时了解治疗效果。

3. 协助诊断，为预防、治疗、康复和护理提供依据。

【操作前准备】

1. 老年人　取坐位或卧位，测量前应静坐 5 ～ 10min，测量前 30min 内无剧烈运动、情绪激动、禁烟、浓茶、咖啡及酒；小便宜排空。

2. 操作者　仪表整洁，修剪指甲，洗手。

3. 环境　清洁。

4. 用物　血压计、听诊器、记录单、笔、手消液。

【操作步骤】

1. 向老年人解释，取得配合。

2. 协助取舒适体位，卧位或坐位。测量时应保持手臂位置（肱动脉）与心脏呈同一水平。坐位时平第 4 肋间；卧位时平腋中线。

3. 协助老年人卷袖，暴露上臂，手掌向上，肘部伸直。

4. 测量

（1）水银血压计

1）打开血压计，垂直放置，开启水银槽开关。

2）缠袖带：驱尽袖带内空气平整缠于上臂，袖带下缘据肘窝 2 ～ 3cm，松紧以能插入一指为宜（图 8-1-2）。

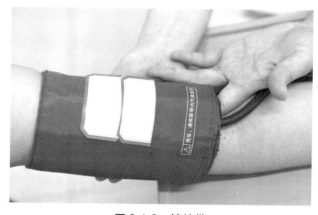

图 8-1-2 缠袖带

3）充气：触摸肱动脉搏动，将听诊器胸件置于搏动最明显处，一手固定胸件，一手关闭气门后加压，充气至肱动脉搏动消失再升高 20 ～ 30mmHg。

4）放气：以 4mmHg/s 速度放气。当听到第一声搏动音，此时对应的血压计刻度即为收缩压；当搏动音突然变弱或消失，此时对应的血压计刻度即为舒张压。

5）整理血压计：驱尽袖带内空气，关闭压力活门，整理袖带放入血压计盒内；血压计右倾 45°，使水银全部回流入槽内，关闭水银槽开关，盖上盒盖，平稳放置。

（2）电子血压计

1）打开开关，机器显示准备状态。

2）缠袖带：驱尽袖带内空气平整缠于上臂，袖带下缘据肘窝 2 ～ 3cm，松紧以能插入一指为宜。

3）按测量键，机器自动测量血压。

4）待血压计读数稳定后（数值闪烁），即为血压值。

5）整理血压计：驱尽袖带内空气，折叠袖带，关闭血压计开关。

5. 记录数值，记录方式为收缩压 / 舒张压。

6. 安置老年人，恢复合适体位。

【注意事项】

1. 测量前若有吸烟、运动、情绪变化等，应休息 15 ～ 30min 后再测量。

2. 持续测量血压者，应做到"四定"，即定时间、定部位、定体位、定血压计。

3. 当血压听不清或异常时应重新测量。重新测量时，待水银柱降至"0"点，1 ～ 2min 后再测量。

技能六　病情观察照护记录

【操作目的】

1. 客观、全面、及时、准确地记录老年人的病情变化，为治疗及护理提供病情变化信息及依据。

2. 提供法律依据，有效维护照护者的合法权益，同时也可为被照护者及其家属提供处理相关事件的证明。

【操作前准备】

1. 操作者　仪表整洁，修剪指甲，洗手。

2. 环境　清洁。

3. 用物　体温单、翻身记录单、出入量记录单、血糖记录单，蓝（黑）色墨水笔，红色墨水笔，红蓝铅笔。

【操作步骤】

1.体温单（图 8-1-3）记录方法

（1）用蓝（黑）墨水笔在眉栏处填写姓名、年龄、入住日期等项目。

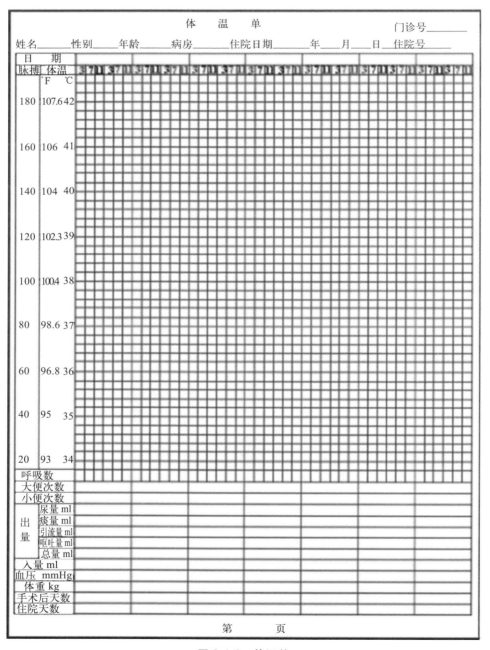

图 8-1-3　体温单

（2）口温以蓝点"●"表示，腋温以蓝叉"X"表示，肛温以蓝圈"O"表示。

（3）将测量的体温用蓝色铅笔绘制于体温单 35 ~ 42℃ 的格内，相邻温度用蓝线相连。

（4）降温 30min 后，应重测体温，测量的体温在降温前的同一纵格内以红圈"O"表示，用红虚线与降温前的温度相连，下次测得的温度用蓝线仍与降温前温度相连。

（5）体温低于 35℃ 时为体温不升，应在相应时间纵格内用蓝笔画蓝点"●"，于蓝点处向下画箭头"↓"，长度不超过两小格，再与相邻温度相连。

（6）若老年人因拒测、外出或请假等原因未能测量体温时，则在体温单 40 ~ 42℃ 横线之间用红墨水笔在相应时间纵格内填写"拒测""外出"或"请假"等，前后两次体温断开不相连。

（7）脉率以红点"●"表示，心率以红圈"O"表示。将测量的脉率或心率用红铅笔绘制于体温单相应时间格内，相邻脉率或心率以红线相连。

（8）脉搏与体温重叠时，先画体温符号，再用红笔在外画红圈"O"。

（9）脉搏短绌时，相邻脉率或心率用红线相连，在脉率与心率之间用红笔画线填满。

（10）呼吸以蓝点"●"表示。将测量的呼吸次数用蓝铅笔绘制于体温单相应时间格内，相邻的呼吸用蓝线相连。

（11）呼吸与脉搏重叠时，先画呼吸符号，再用红笔在外画红圈"O"。

（12）用蓝钢笔填写底栏处的血压、体重、尿量、大便次数、出入量及其他等。以阿拉伯数字记录，不写计量单位。

（13）大便次数和尿液总量每 24h 记录一次，记前 1d 的大便次数和尿液总量。未解大便以"0"表示；大便失禁或人工肛门以"※"表示；灌肠以"E"表示。

（14）体重以 kg 为单位填入，每周测量体重一次。

（15）血压以 mmHg 为单位填入。

2. 出入量记录单（图 8-1-4）记录方法

（1）用蓝（黑）色墨水笔填写眉栏各项。

（2）日间 7 ~ 19 时用蓝墨水笔记录，夜间 19 时至次晨 7 时用红墨水笔记录。

3. 翻身记录单（图 8-1-5）记录方法

（1）用蓝（黑）色墨水笔填写眉栏各项。

（2）记录翻身时间、更换的卧位及老年人皮肤情况并签名。

4. 血糖记录单（图 8-1-6）记录方法

（1）用蓝（黑）色墨水笔填写眉栏各项。

（2）记录测量血糖的时间、血糖值及备注特殊情况。

床号	姓名		日期	
时间	摄入量		排出量	
	食物	量（ml）	排出液体	量（ml）
	合计		合计	

图 8-1-4　出入量记录单

姓名：　　　年龄：　　　床号：　　　诊断：

日期	翻身时间	卧位更换			皮肤情况	责任者
		左侧卧	平卧	右侧卧		

图 8-1-5　翻身记录单

日期	血糖值							备注
	早餐前	早餐后	午餐前	午餐后	晚餐前	晚餐后	睡前	

图 8-1-6 血糖记录单

【注意事项】

1. 认真记录，记录应及时，内容应全面、真实。

2. 记录的字迹要清晰，不能随意涂改、粘贴。

第二节 常见急症照护技能

技能一 噎食的照护技能

【操作目的】

对噎食的老年人进行救护，恢复气道通畅，挽救生命。

【操作前准备】

1. 操作者　仪表整洁。

2. 环境　清洁宽敞。

【操作步骤】

1. 判断老年人是否出现噎食。发生噎食后的症状：突然不能说话、双手乱抓或按住颈部、胸前，惊恐，张口，如果发生气道梗阻，可出现严重呛咳，面色发绀。

2. 迅速呼救。

3. 清理口腔内的食物。

4. 施救

（1）刺激舌根法：如果食物阻塞在咽喉部，可尝试用勺柄刺激老年人的舌根部，引起呕吐，将食物排出。

（2）拍背法：操作者站在老年人的侧后方，使老年人头部保持在胸部水平以下，一手放于老年人胸前，另一手掌根部对准老年人肩胛区，连续用力拍击4～6次，使食物排出。

（3）海氏腹部冲击法（用于气道阻塞）

1）立位腹部冲击法：若老年人意识清醒，可采取立位腹部冲击法。操作者位于老年人身后，双臂环抱老年人，一手握拳，拇指掌关节突出点顶住老年人的肚脐上方，另一手握住拳头（图8-2-1），快速向内、向上冲击，直至异物排出（图8-2-2）。

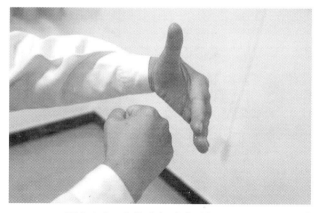

图 8-2-1　立位腹部冲击法握拳手法

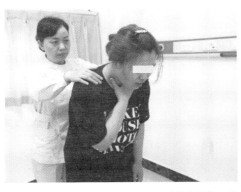
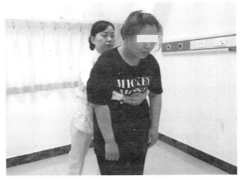

图 8-2-2　立位腹部冲击法

2）卧位腹部冲击法：若老年人意识不清，可采取卧位腹部冲击法。操作者骑跨于老年人髋部，一手掌贴于老年人上腹部，另一手叠与其上，手指翘起，用力向内、向上冲击，直至异物排出（图 8-2-3）。

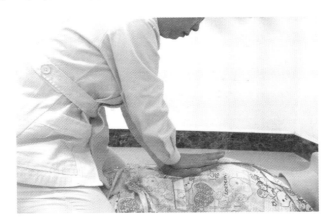

图 8-2-3　卧位腹部冲击法

5.洗手，记录抢救过程。

【注意事项】

1.老年人进食不应过急，应小口进食，细嚼慢咽，食物宜软，饮酒宜少，进食时情绪尽量保持平静。

2.为老年人喂食应注意固体、流质饮食交替喂食。

3.老年人进食时应坐直身子，上身微微前倾，注意调整餐桌和椅子至合适的高度，避免向后仰等不利于进食的不自然的姿势。

4.发生噎食时应争分夺秒，就地现场施救，以免搬运延误抢救时机。

5.操作中用力适当，以免引起肋骨骨折、腹部或胸腔脏器破裂。

6. 抢救成功后询问老年人有无不适，检查有无损伤及并发症。

技能二　跌倒的照护技能

【操作目的】

正确评估并处理老年人意外跌倒，避免二次伤害。

【操作前准备】

1. 操作者　仪表整洁。

2. 环境　清洁、宽敞。

3. 用物　纱布、绷带、夹板等。

【操作步骤】

1. 操作者立即到老年人身边，暂时不要移动老年人。

2. 呼叫老年人，判断意识是否清晰。

3. 若老年人意识不清

（1）马上拨打急救电话。

（2）若意识丧失，心跳、呼吸停止，马上实施心肺复苏术。

（3）如有呕吐，将老年人头偏向一侧，清理口、鼻腔分泌物。

（4）如有外伤、出血，应立即止血、包扎。

（5）如有抽搐，保护老年人，防止碰伤和擦伤。必要时在牙间垫毛巾或较厚的衣服，防止舌咬伤。

4. 若老年人意识清晰

（1）询问老年人跌倒的过程，如不能记起，应立即送医进行进一步治疗。

（2）询问老年人有无异常或不适，检查是否有口角歪斜、手脚无力，扭伤、挫伤、骨折等情况。

（3）如有口角歪斜，手脚无力，应立即拨打急救电话，不可随意移动老年人，以免加重脑出血或缺血。

（4）如有扭伤、挫伤，应局部制动、冷敷。

（5）如有肢体疼痛、畸形、关节异常，可能发生骨折，应立即拨打急救电话，不要随意搬动老年人，防止进一步损伤。

（6）如老年人无明显受伤，可协助老年人缓慢起立，坐下或躺下休息。

5. 密切观察老年人的情况，告知注意事项。

6. 记录跌倒事故的原因、过程及处理措施。

【注意事项】

1. 需要搬运时，应整体平稳搬运，避免有脊椎损伤的老年人因搬运不当造成二次损伤。

2. 跌倒后 24h 内注意观察老年人的病情变化。

3. 软组织损伤或扭伤的初期（48h 内）禁热敷，以免加重皮下出血及肿胀。

4. 跌倒发生后应及时上报并通知老年人的家属。

技能三　烫伤的照护技能

【操作目的】

评估烫伤伤情并正确处理，减轻皮肤及深部组织损伤。

【操作前准备】

1. 操作者　仪表整洁，修剪指甲，洗手。

2. 环境　清洁。

3. 用物　冷水、冰块、毛巾。

【操作步骤】

1. 立即协助老年人脱离热源。

2. 用清水进行冷却，尽量不要用水直接冲洗创面，必须直接冲洗创面时尽量用较弱的水流冲洗，持续冷却至不再感到疼痛为止。

3. 评估烫伤情况

（1）一度烫伤

1）症状：皮肤变红，感到刺痛。

2）治疗：用干净的毛巾贴在创面，用自来水浸泡冷却至不再感到疼痛为止。

（2）二度烫伤

1）症状：皮肤微肿变红，重者有水疱，剧痛。

2）治疗：用干净的毛巾贴在创面，用自来水浸泡冷却至不再感到疼痛为止，不要弄破水疱。

（3）三度烫伤

1）症状：皮肤干燥坚硬没有弹性、苍白，严重者呈烧焦状，皮肤失去感觉。

2）治疗：同二度烫伤。

4. 烫伤皮肤表面有衣服附着时，不能直接脱去老年人的衣物，应冷却后用剪刀剪开，再褪下衣物。衣服粘在皮肤上的时候，只留下粘上的部分，剪下其余的衣物。

5. 烫伤严重者在继续冷却创面的同时应及时送医治疗。

6. 记录烫伤的原因、过程及处理措施，及时上报并通知老年人的家属。

【注意事项】

1. 吃过热的食物造成口腔烫伤时，应用冰水漱口，然后含冰块进行冷却。

2. 冷却治疗期间，注意为老年人保暖，避免体温降低着凉。

3. 烫伤部位不要涂抹消毒药物、油、酱油等。

4. 烫伤部位出现水疱时避免将其弄破，以免感染。

5. 如烫伤部位面积不大，可在降温后适当涂擦烫伤膏；如面积较大，则不宜涂烫伤膏，可用干净的毛巾或布条保护创面后及时送医处理。

技能四　癫痫发作的照护技能

【操作目的】

正确处理老年人癫痫发作，避免损伤的发生。

【操作前准备】

1. 操作者　仪表整洁，修剪指甲，洗手。

2. 环境　清洁。

【操作步骤】

1. 解开老年人的衣服扣子，保持呼吸道通畅。

2. 协助老年人取侧卧位，有活动义齿者协助拿掉义齿，防止分泌物、呕吐物引起窒息。

3. 保护老年人头部，移开容易造成伤害的家具或其他物体。

4. 老年人癫痫发作时操作者不要害怕、慌张，安静地等待老年人恢复平静。

5. 发作过后如老年人昏睡不醒，尽可能减少搬动，让老年人适当休息，有条件可吸氧气。

6. 若发作时间太长（持续超过 10min），或短时间内频繁发作（30min 内发作 3 次以上），应及时送医治疗。

7. 记录老年人癫痫发作的时间、过程及处理措施，及时上报并通知家属。

【注意事项】

1. 老年人癫痫发作时不建议将筷子、手巾等放入白齿内，以防伤到舌头或口腔内壁，造成呼吸困难。

2. 癫痫发作时老年人有时会躺下，身体严重晃动，此时应注意保护头部，防止发生损伤。

3. 抽搐时不要用力按压老年人肢体，以免造成骨折或扭伤。

4. 在老年人未完全清醒前，不要喂食、服药或试图终止发作。

5. 因癫痫发作摔倒的老年人，应检查有无外伤，并根据具体情况进行处理。

技能五　骨折的照护技能

【操作目的】

对骨折的老年人评估并实施正确的处理，避免加重损伤。

【操作前准备】

1.操作者　仪表整洁。

2.环境　清洁。

3.用物　夹板（可用木板、棍棒、尺子、伞及厚杂志等代替）、毛巾、布等。

【操作步骤】

1.呼救，观察老年人意识是否清醒，若意识清醒则询问老年人的受伤情况，是否听到骨折的声音，疼痛的部位，是否能动等。

2.若骨折部位的皮肤没有伤（闭合性骨折）

（1）保持全身及骨折部位放松，不要随意搬动伤者。必须搬动伤者时，应先固定骨折部位后搬动。

（2）上肢、下肢严重弯曲时，断骨有可能会伤及神经和血管，即使不利于搬运，也应保持原来的姿势固定好再及时送医进行下一步治疗。

3.若骨折部位和体表的伤直接暴露在外（开放性骨折）

（1）同闭合性骨折。

（2）止血，处理好伤口后固定，禁止将刺出的骨折断端送回伤口内。

（3）如衣服有勒紧骨折部位时，应脱下衣服，无法脱下时剪去伤口位置的衣服。

4.及时送医进行进一步的治疗。

5.记录骨折发生的过程及处理措施，及时上报并通知老年人的家属。

【注意事项】

1.转运老年人时注意保暖，防止受凉。

2.如果老年人发生脊柱骨折，需整体搬运，平卧于硬板上，不能用帆布等软担架搬运。

3.固定时如现场无夹板也可使用木板、伞、厚杂志等代替，再用毛巾、布等固定，也可用绷带、创可贴、毛巾、长筒袜等。有时也可把未受伤的下肢一同固定。

技能六　呕吐的照护技能

【操作目的】

对呕吐的老年人实施正确的处理，防止误吸，减轻不适。

【操作前准备】

1.操作者　仪表整洁。

2.环境　清洁。

3.用物　毛巾、温水、酌情准备干净的衣服、被服。

【操作步骤】

1. 能坐起的老年人可取立位或坐位并低头；卧床老年人取侧卧位或头偏向一侧，防止呕吐物误吸。

2. 可按揉内关穴（图 8-2-4）、中脘穴（图 8-2-5）、足三里穴（图 8-2-6），缓解恶心呕吐；按揉上脘穴（图 8-2-7）、内关穴、公孙穴（图 8-2-8），缓解神经性呕吐。

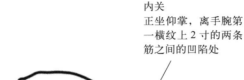

内关
正坐仰掌，离手腕第一横纹上 2 寸的两条筋之间的凹陷处

图 8-2-4　内关穴

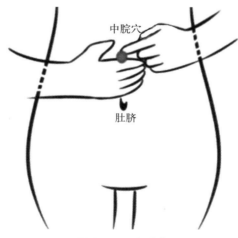

中脘穴

肚脐

图 8-2-5　中脘穴

3. 观察呕吐物的性状、颜色、气味、量等，需要时留取标本方便进一步检查。

4. 老年人呕吐完毕后协助其擦净口角，用温水漱口。

5. 记录呕吐的过程及呕吐物的情况，为判断呕吐原因提供依据。

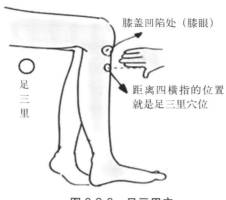

图 8-2-6 足三里穴

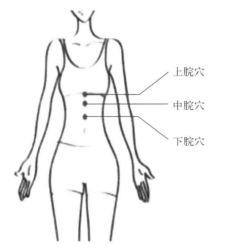

图 8-2-7 上脘穴

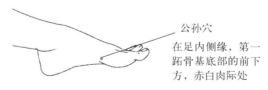

图 8-2-8 公孙穴

【注意事项】

1. 若呕吐物为鲜血或咖啡样物，应及时送医进一步治疗，同时应注意老年人是否有出冷汗、脉搏细快等症状。

2. 安慰呕吐的老年人，缓解其紧张的心理情绪。

3. 治疗引起呕吐的相关疾病，呕吐严重的老年人应及时送医进一步治疗。

技能七 呼吸困难的照护技能

【操作目的】

1. 对呼吸困难的老年人实施正确的急救，解除或减轻呼吸困难症状。

2. 协助呼吸困难的老年人自救或寻求专业医疗救护。

【操作前准备】

1. 操作者 仪表整洁。

2. 环境 清洁。

3. 用物 吸氧用物、急救药物等。

【操作步骤】

1. 协助呼吸困难较轻的老年人安静休息、减少活动，有吸氧条件时可给予吸氧。

2. 心力衰竭的老年人采取半坐卧位，给予硝酸甘油或硝苯地平（心痛定），及时送医。

3. 询问老年人有无自备的急救药物，支气管哮喘的老年人可给予气喘喷雾剂、氨茶碱等。

4. 由异物梗阻引起的呼吸困难，应用海氏手法及时排出异物。

5. 呼吸困难严重者应及时送医，进行进一步的治疗。

【注意事项】

1. 呼吸困难病因明确的老年人，应立即协助其服用自备的急救药物，病因不明确者应送医明确病因并治疗。

2. 有异物者及时清除异物，痰多黏稠又难以咳出时可用翻身、叩背、指导老年人深呼吸、有效咳嗽等协助老年人排痰。

技能八 发热的照护技能

【操作目的】

1. 降低体温，加强病情观察。

2. 采取必要的生活护理措施促进老年人的舒适。

【操作前准备】

1. 操作者 仪表整洁。

2. 环境 清洁、温度适宜。

3. 用物 体温计、毛巾、酌情备干净衣物、被服。

【操作步骤】

1. 根据老年人体温判断发热程度。以口腔温度（一般口腔温度比腋温高 0.2 ～ 0.3℃）为例，发热程度可划分为：低热 37.3 ～ 38.0℃；中等热 38.1 ～ 39.0℃；高热 39.1 ～ 41.0℃。

2. 协助老年人卧床休息，减少活动。

3. 可擦浴或将冰袋（冷毛巾）放于前额、腋窝、腹股沟等处为老年人降温。

4. 退热期间老年人会大量出汗，应及时擦干汗液，更换衣物和床单，防止受凉。

5. 密切观察老年人的体温及身体状况，每隔 4h 测量一次体温。

6. 补充营养和水分，给予老年人高热量、高蛋白、易消化的流质或半流质饮食，鼓励老年人少食多餐，多饮水。

【注意事项】

1. 发热期间穿宽松、棉质的衣物，避免给老年人穿过多的衣物或盖厚重的棉被，以免阻碍身体散热，加重病情。

2. 不要随便使用退热药物，对必须使用药物降温的老年人应注意剂量不可过大，防止出现休克或虚脱的现象。

3. 如发现老年人有头痛、面色潮红、呼吸急促或高热抽搐有发绀时应及时送医。

技能九　疼痛的照护技能

【操作目的】

评估老年人疼痛，采取适当措施缓解疼痛。

【操作前准备】

1. 操作者　仪表整洁。

2. 环境　清洁、温度适宜。

3. 用物　毛巾、冰袋（热水袋）等。

【操作步骤】

1. 询问老年人疼痛部位、性质、程度、持续时间、频率、活动或咳嗽时疼痛程度等。

2. 急性疼痛主要是疾病或损伤的一个症状，疼痛严重应及时送医治疗。

3. 中至重度慢性疼痛、持续或复发性疼痛应 24h 按时、定量给予镇痛药，如老年人出现意识障碍、呕吐、肢体麻木等症状，应及时送医。

4. 消炎镇痛药物不能作为老年人镇痛常规使用，会产生明显的副作用。

5. 疼痛持续存在时，可以采用多种缓解疼痛的方法，如冰袋（冷毛巾）或热水袋（热毛巾）敷疼痛部位，按摩，针灸等。

6. 协助老年人取舒适体位，卧床休息，注意保暖。

7. 给予老年人心理安慰，缓解紧张情绪。

【注意事项】

1. 老年人出现疼痛时，缓解疼痛和寻找病因同样重要。

2. 密切观察镇痛药物的效果和副作用。

3. 不能单独依靠药物镇痛，可采取多种止痛措施联合镇痛。

技能十　咯血的照护技能

【操作目的】

评估老年人咯血情况，实施恰当的照护措施及应急处置。

【操作前准备】

1. 操作者　仪表整洁，洗手。

2. 环境　清洁。

3. 用物　冰块、冰袋等。

【操作步骤】

1. 密切观察老年人病情，评估咯血量。咯血分为痰中带血、少量咯血、中等量咯血和大量咯血。少量咯血指每天咯血量少于 100ml，即咯出的血量小于标准可乐瓶（500ml）的 1/5；中等量咯血指每天咯血量在 100～500ml，即咯出的血量在可乐瓶的 1/5 至一整瓶的容量之间；大量咯血每天咯血量在 500ml 以上，即每天咯血量超过 1 瓶可乐的容量，或者一次咯血量 300～500ml，即一次咯出的血量在可乐瓶的 3/5 至一整瓶的容量之间（图 8-2-9）。

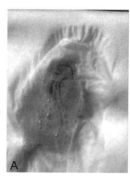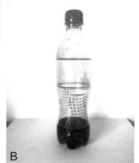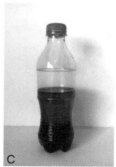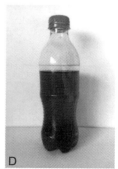

图 8-2-9　一次咯血量

痰中带血（A）、少量咯血（B）、中等量咯血（C）及大量咯血（D）

2. 如为痰中带血、少量或中等量咯血

（1）及时安抚老年人，可口服云南白药、三七片等止血药后协助前往医院就诊。

（2）协助老年人取平卧位，头偏向一侧，可在老年人胸部放置冰袋或冰块冷敷，以静卧休息为主，尽量避免搬动。

3. 如为大量咯血

（1）协助老年人取头低脚高俯卧位，头偏向一侧，避免窒息。

（2）安抚老年人，及时拨打 120 急救电话。

（3）协助老年人绝对卧床休息，以咯血停止一周为宜，尽量避免搬动老年人。

4. 嘱老年人尽量将口咽部的鲜血咳出，不要咽下或屏气，以免窒息或使病灶沿支气管播散。

5. 使老年人保持镇静，避免情绪紧张加重咳嗽、咯血。

6. 有条件可吸氧 2 ～ 4L/min。

7. 及时清理老年人咯出的血块及污染的衣物、被褥，保持清洁，增加安全感，避免老年人因精神过度紧张而加重病情。

8. 咯血后为老年人漱口，擦净血迹，防止因口咽部异物刺激引起剧烈咳嗽而再次诱发咯血。

【注意事项】

1. 大咯血者禁食，少量咯血者宜进食少量温、凉流质饮食，过冷或过热食物均易诱发或加重咯血。多饮水，多吃富含纤维素食物，以保持排便通畅，避免排便时腹压增加而引起再度咯血。

2. 剧烈咳嗽可诱发咯血或使咯血反复，应在医生的指导下协助老年人使用镇咳药物。

3. 协助老年人保持规律作息，保持大便通畅，忌用刺激性饮料和食物，避免诱发咯血。

4. 咯血时轻轻拍击老年人背部，协助老年人将气管内痰液和积血轻轻咳出。嘱老年人不要屏气，以免诱发喉头痉挛，使血液引流不畅形成血块，导致窒息。

🔧 技能十一 便血的照护技能

【操作目的】

正确评估并记录老年人便血情况，给予应急处理，为进一步治疗做准备。

【操作前准备】

1. 操作者 仪表整洁，洗手。

2. 环境 清洁。

3. 用物 盐水、棉球、纱布、T 字带等。

【操作步骤】

1. 保持肛周清洁、干燥，排便后协助老年人缓慢站立。

2. 协助老年人卧床休息，减少活动，注意保暖，严密观察老年人的意识、呼吸、脉搏、心率等。

3. 观察便血的颜色、性状、量等并详细记录。

4. 肛裂或痔疮出血可用 1% ～ 2% 的盐水浸泡棉球或纱布压迫肛门止血，并加 T 字带固定。

5. 原因不明的出血可口服云南白药。

6. 粪便要暂时保留并留取部分标本待进一步化验。

7. 及时送医查明便血原因，进行进一步治疗。

【注意事项】

1. 持续下消化道出血即使量较少也可造成老年人贫血、面色苍白、无力等，应及时送医治疗。

2. 告知老年人减少增加腹压的姿势，如下蹲、屏气，禁忌久坐、久立、久行和劳累过度。

3. 饮食以易消化的流质饮食为宜，忌食辛热、油腻、粗糙、多渣的食品，忌烟酒、咖啡。

技能十二 鼻出血的照护技能

【操作目的】

做好老年人的安抚，采取有效的措施及时止血。

【操作前准备】

1. 操作者 仪表整洁，洗手。

2. 环境 清洁。

3. 用物 冰块、毛巾、脱脂棉球等。

【操作步骤】

1. 让老年人稳定情绪，不要紧张。

2. 询问老年人出血情况，如哪一侧鼻腔出血或哪一侧鼻腔先出血，出血的速度和出血量，过去有无反复鼻腔出血，此次出血有无诱因，有无其他伴随症状等。

3. 协助老年人坐在椅子上，低头的同时保持张口呼吸。用拇指、示指紧捏双侧鼻翼，压迫鼻中隔前部数分钟，直至止血。

4. 用冷水冲洗鼻部，或让老年人平卧，用冷水毛巾或塑料袋装入冷水（小冰块）敷于鼻部，每 2 ～ 3min 更换一次。

5. 用脱脂棉球缓缓送入老年人鼻道进行止血，出血停止后不要立即取出填塞物，应观察 1 ~ 2h 后，再轻轻将棉球取出。

6. 局部压迫或填塞后仍止不住血的，应及时送医治疗。

7. 如因头部受伤出现鼻出血，伴有眼眶淤血、耳后淤血、耳出血时，怀疑为颅内出血，严禁采取压迫、填塞等止血法，禁止冲洗，避免用力咳嗽和打喷嚏，尽快送医治疗。

【注意事项】

1. 保持房间的安静、清洁，温度要适宜。空气湿度应 ≥ 60%，避免因空气过于干燥诱发鼻腔出血。

2. 告知老年人平日活动时动作要慢，勿用力擤鼻。

3. 饮食以易消化软食为宜，多吃水果、蔬菜，忌辛辣刺激饮食。

4. 出血时密切观察老年人的血压、心率等，观察病情变化，出现异常应及时送医。

技能十三　低血糖的照护技能

【操作目的】

1. 正确评估低血糖的发生并进行紧急处理。

2. 给予老年人健康指导，避免低血糖再次发生。

【操作前准备】

1. 操作者　仪表整洁，洗手。

2. 环境　清洁。

3. 用物　冰块、毛巾、脱脂棉球等。

【操作步骤】

1. 及时识别低血糖的症状，包括出汗、饥饿、心慌、心率加快、颤抖、面色苍白、四肢冰冷、精神不集中、思维和语言迟钝、头晕、嗜睡、躁动、易怒、抽搐甚至昏迷等。

2. 老年人出现低血糖的症状时，应停止所有活动，协助其立即测量血糖，准确判断血糖情况。无法确定血糖情况时暂时按低血糖处理。

3. 对意识清醒的老年人，可迅速帮助其补充葡萄糖或含糖食物。一般给予相当于 15g 糖类的甜食，即 1 ~ 2 块糖，或 3 ~ 4 块饼干，或 1 杯可乐，或半杯果汁等。每 15g 糖类可升高血糖 1.11mmol/L，可根据血糖情况重复给予。

4. 对意识不清或昏迷的老年人，应立即拨打急救电话，同时努力唤醒老年人，喂其糖水。

5. 记录情况并及时报告。

6. 有条件时 15 ～ 20min 后再次检测血糖，观察老年人低血糖恢复情况。

【注意事项】

1. 低血糖常见诱因有进食减少、进食不规律或未按时进食，有糖尿病的老年人胰岛素使用过量，或注射胰岛素后未按时进食。饮酒尤其是空腹饮酒，运动量增加等也可诱发低血糖的发生。应了解低血糖发生的诱因，给老年人健康指导，避免低血糖的再次发生。

2. 有糖尿病的老年人发生低血糖时，常可表现为行为异常，如性格改变、情绪变化或其他非典型症状，要注意及时识别并特别注意观察夜间，尤其是晚上 10 时到凌晨 2 时低血糖症状的发生。

3. 有糖尿病的老年人外出时，应随身携带提升血糖的食物（如糖果、饼干等）和急救卡（图 8-2-10），以便发生低血糖时自救或提醒他人救助。

4. 体质虚弱、咀嚼能力较差的老年人发生低血糖时，最好选择水剂（如糖水、蜂蜜等），避免给予坚硬的糖块，以免发生窒息，必要时可将硬糖块砸碎含服。饮用水剂时将老年人头偏向一侧，少量多次饮用，防止发生呛咳。

急救卡（正反面）

我有糖尿病
如果您发现我有神志不清或行为异常的情况，可能是低血糖发作。请尽快送我到医院抢救，同时按背面的地址和电话通知紧急联系人。

感谢您的帮助！

姓名：_____ 定点医院：_____
家庭地址：_____
紧急联系人：_____
联系电话：_____

图 8-2-10　急救卡

技能十四　心搏、呼吸骤停的照护技能

【操作目的】

对心搏、呼吸骤停的老年人正确评估并实施及时有效的急救，挽救老年人的生命。

【操作前准备】

1. 操作者　仪表整洁。

2. 环境　清洁。

3. 用物　纱布或毛巾（有条件可备，也可用老年人或自己的衣物代替，不可因准备用物耽误抢救时间）。

【操作步骤】

1. 判断现场环境安全，有条件做好自我防护。

2. 判断意识：轻拍老年人肩部并呼叫，观察老年人有无反应。

3. 若老年人无反应，立即呼救。

4. 就地抢救：老年人应平卧于硬的平面，卧于软床上的老年人可在其肩背部垫木板。

5. 松解老年人的衣领和裤带。

6. 胸外按压：将一手掌根放于老年人两乳头连线中点（图8-2-11），另一手放于其手背上，双手叠重，十指交叉相扣，底部手的手指翘起，双肘关节伸直，有节律按压（图8-2-12）。按压深度5～6cm，按压频率每分钟100～120次，每次按压后让胸廓充分回弹。

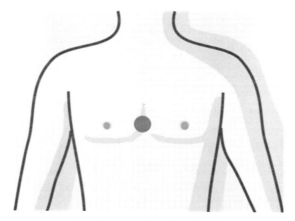

图 8-2-11　胸外按压位置

7. 检查并清理口、鼻腔分泌物，有活动义齿者应取下。

8. 无颈部损伤者用仰头提颏法开放气道：一手置于老年人前额，用力向后压使其头部向后仰，另一手示指、中指置于老年人的下颌骨下方，将颏部向前向上抬起（图8-2-13）。

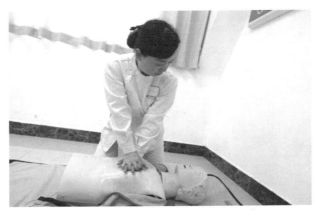

图 8-2-12　胸外按压手法

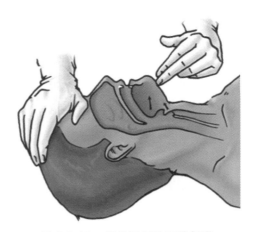

图 8-2-13　仰头提颏法开放气道

9. 在老年人口鼻盖一单层纱布或呼吸膜，保持老年人头后仰的姿势，用拇指和示指捏住老年人鼻孔，双唇包住老年人口部，吹气，使老年人胸廓扩张。吹气完毕，松开捏鼻孔的手，操作者头稍抬起，换气同时观察胸部复原情况（图8-2-14）。

10. 胸外按压与吹气按照 30 ：2 的比例进行。

11. 30 次胸外按压与 2 次吹气为一个循环，5 个循环后重新评估老年人的意识、呼吸等，若仍无意识和自主呼吸则继续实施心肺复苏。

【注意事项】

1. 注意争分夺秒，就地抢救，尽量减少按压的中断。

2. 胸外按压部位要准确，用力要合适，防止胸骨、肋骨骨折。

3. 抽搐时，不要用力按压老年人的肢体，以免造成骨折或扭伤。

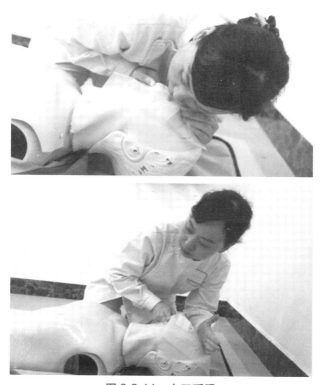

图 8-2-14　人工呼吸

4. 操作的同时注意观察老年人的自主呼吸、面色、意识，如复苏有效停止操作。

5. 如有条件则尽快获得自动体外除颤仪，检查心律。如需要除颤则每 2min 除颤一次。

第9章

康复及失智老年人照护技能

第一节 康复照护技能

技能一 站立、行走及移动训练

【操作目的】

1. 使老年人能从坐位站起来，增加下肢肌力，并能站稳。

2. 改善平衡能力，纠正异常步态。

3. 提高步行能力，尽可能达到正常行走。

4. 促进全身血液循环，早期预防压疮、尿路感染、坠积性肺炎、肌肉萎缩、关节变形等并发症的发生，保障康复治疗及康复护理预期效果的实现。

【操作前准备】

1. 老年人 介绍训练的目的及配合要点，取得老年人配合，放松肌肉。

2. 操作者 仪表整洁，洗手。

3. 环境 清洁。

4. 用物 小桌、矮凳、轮椅等。

【操作方法】

1. 站起的训练 老年人取坐位，双足平放在地上，双手交叉握紧并伸向面前的小桌上（双上肢尽量伸直）；操作者站在患侧，一手扶持患膝，另一手放在老年人臀部；嘱老年人上身前挺，抬臂站起。

2. 患侧下肢负重训练 操作者双手扶住老年人髋部，让老年人尽量站直，并用患腿负重；健腿向前跨出半步或踏在前方的矮凳上（图 9-1-1）。

3. 训练患腿向前迈步 老年人站立，并尽量站直，用健手扶栏杆；操作者在患侧后方，一手扶稳老年人髋部，另一手帮助患脚先向后退一小步，再向前迈一小步（图 9-1-2）。

4. 在侧方帮助老年人行走 操作者站在患侧，一手握住患手使其掌心向前；另一手放在患侧腋下；帮助老年人缓慢行走，并纠正异常姿势（图 9-1-3）。

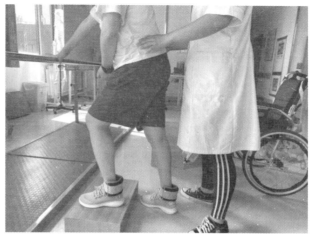

图 9-1-1　患侧下肢负重训练

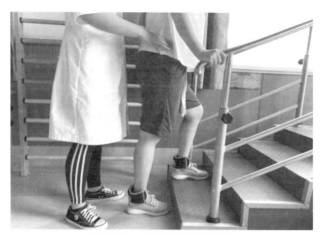

图 9-1-2　训练患腿向前迈步

5.在后方帮助老年人行走　操作者站在老年人身后，双手扶住老年人髋部，并让其站直；在抬起健侧下肢时，协助老年人用患侧下肢站稳，并将身体重心缓慢前移；在抬起患侧下肢时，协助老年人将患侧髋部向前、向下转动（图9-1-4）。

6.体位转移训练

（1）床上翻身

1）患侧卧位：①老年人取仰卧位；②健侧腿屈髋屈膝立于床面上；③双手Bobath握（双手交叉相握，掌心相对，患侧手拇指置于健手拇指掌指关节之上）（图9-1-5），伸直上举约90°，健侧腿向下蹬床面借力翻向患侧（当此方法不够力翻时，

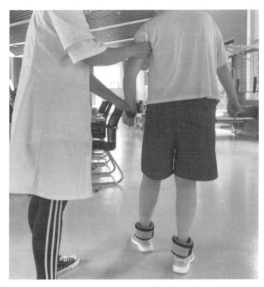

图 9-1-3　侧方辅助行走

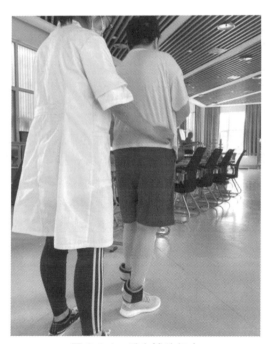

图 9-1-4　后方辅助行走

可配合双手左右摆动，带动翻向患侧）。

　　归位：可用健侧手撑床面翻回仰卧位。

　　2）健侧卧位：①老年人取仰卧位；②健足放置于患足下方；③双手Bobath

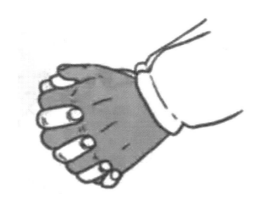

图 9-1-5　Bobath 握

握手上举后向左、右两侧摆动,利用躯干的旋转和上肢摆动的惯性向健侧翻身(图 9-1-6)。

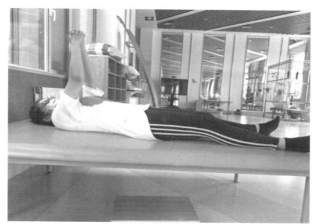

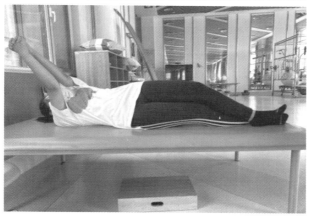

图 9-1-6　床上翻身

归位：健侧手撑床面翻回仰卧位。

（2）卧位到床边坐位的转移

1）从健侧坐起：①老年人取健侧卧位，健侧腿在患侧腿下勾住患侧腿；②用健腿将患腿移到床外；③用健侧前臂支撑，然后改用健手支撑床面使躯干直立（图 9-1-7）。

归位：健侧手支撑床面缓慢躺下（期间健侧腿配合将患侧腿勾起置于床面上）。

2）从患侧坐起：①老年人患侧卧位，用健手将患臂放在胸前（不要用身体压住患手）；②健腿勾住患腿，在健腿帮助下将双腿放在床外；③用健侧手支撑床面缓慢坐起。

归位：健侧手穿过身体放置于患侧边的床面，然后向患侧倾斜缓慢躺下（期间健侧腿配合将患侧腿勾起置于床面上）。

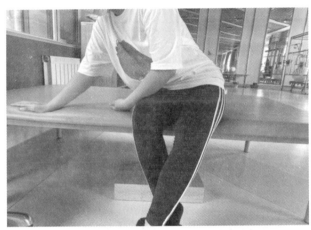

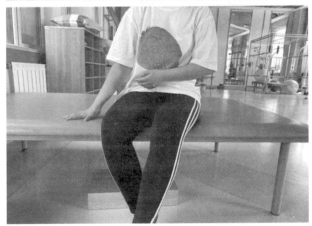

图 9-1-7　卧位到床边坐位

（3）坐位到站立位的转移

1）由坐到站：①老年人坐于床边，双足分开与肩同宽，健侧腿向后移动5cm，便于支撑身体；②双手 Bobath 握，双臂前伸，躯干前倾，使重心前移，健侧下肢充分负重，臀部离开床面，双腿同时用力（健侧腿为主，患侧腿辅助）慢慢站起（图 9-1-8）。

2）由站到坐：①老年人背靠床站立，双手 Bobath 握向前伸直；②缓慢屈膝坐下的同时上半身向前屈曲稳定重心。

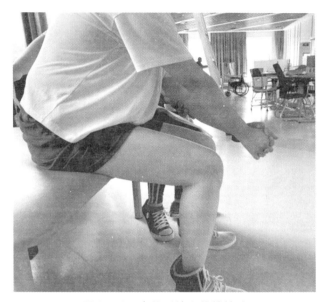

图 9-1-8　坐位到站立位的转移

（4）床坐位和轮椅间的转移

1）由床到轮椅：①老年人坐在床边，双脚平放在地面，轮椅放在老年人健侧，与床成 45°，双轮完全制动，将脚踏板打起；②老年人健手支撑于轮椅远侧的扶手，患手支撑于床上，健侧腿稍向轮椅靠拢；③老年人向前倾上半身，健手用力支撑，抬起臀部，以健侧腿为支点旋转身体直至正对轮椅上方后缓慢坐下（图9-1-9）。

2）由轮椅到床：①老年人坐在轮椅上，健侧身体靠近床面，轮椅与床成45°；②拉紧双轮手刹，打起脚踏板，身体稍向前坐；③健侧腿稍向床边靠拢，健手放于床面，健腿用力支撑，抬起臀部向床面旋转转移，直至床面上方，然后缓慢坐下（图 9-1-10）。

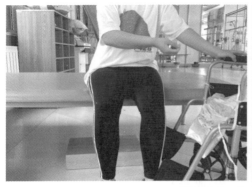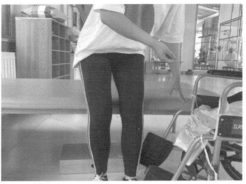

图 9-1-9　由床到轮椅转移

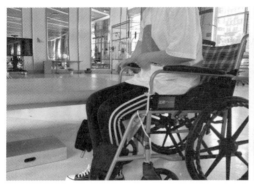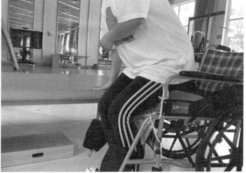

图 9-1-10　由轮椅到床转移

【注意事项】

1. 老年人长时间卧床很容易引起压疮、深静脉血栓、足下垂、肩关节半脱位等并发症，为有效预防以上并发症，建议老年人 2h 换一次体位，如果情况特殊，可适当增加或减少时间。

2. 要使老年人在训练中取得更好的康复效果，建议到专业的康复医院，在康复治疗师的指导下正确康复。

技能二　语言功能训练

【操作目的】

通过言语训练改善老年人的言语功能，提高交流能力。

1. **轻度失语**　改善语言和心理障碍，适应职业需要。

2. **中度失语**　充分利用残存的语言功能以改善功能障碍，适应日常交流需要。

3. **重度失语**　尽可能发挥残存能力以减轻家庭负担。

【操作前准备】

1. *操作者* 仪表整洁，洗手。

2. *环境* 清洁。

3. *用物* 白板、白板笔、识图卡片、识字卡片等。

【操作步骤】

1. *多途径刺激训练* 利用各种刺激如强的听觉刺激、语言刺激、识图卡片、识字卡片等，引起老年人出现语言反应，最大限度改善老年人的语言能力和交流能力（图 9-1-11）。

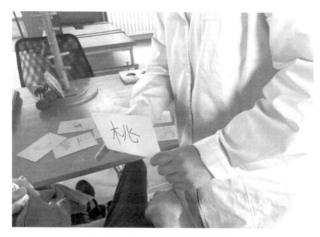

图 9-1-11 多途径刺激训练

2. *交流能力训练* 使失语症老年人最大限度的利用其残存的交流能力，尽可能与他人发生或建立有效的联系，尤其是日常生活中必要的交流能力。采用日常交流活动的内容，作为训练的课题，选用接近现实生活的训练材料，如食物照片、新闻报道等，根据老年人不同的交流水平，采取适当对应的方式，调动老年人的兴趣以及训练动机。

【注意事项】

1. 语言功能训练应早期开始、循序渐进、及时反馈，并尽量鼓励老年人主动参与。

2. 选择接近生活的、老年人熟悉的训练课题，训练过程中注意观察老年人的异常反应。

3. 对经过系统训练效果仍不理想者，应加强非言语交流方式的训练或借助于替代言语交流的方法如手势语、交流板等。

🔧 技能三　手及关节功能训练

【操作目的】

1. 改善老年人上肢协调性。

2. 提高手指抓握及对指能力。

3. 提高上肢运动的准确性及速度。

【操作前准备】

1. 老年人　介绍训练的目的及配合要点，取得老年人配合，放松肌肉。

2. 操作者　仪表整洁，洗手。

3. 环境　清洁。

【操作步骤】

1. 力量的训练　可通过电刺激或一定的抓握动作、手法刺激，加强手腕或手指的肌肉力量。

2. 关节活动度的训练　通过被动牵伸或关节松动术来恢复掌指关节或指间关节的活动度。

3. 降低肌张力的训练　手指的屈肌肌张力增高的老年人可以通过热疗，包括蜡疗、中药浸泡等，或者进行被动反复牵张动作来降低其屈肌的肌张力。

4. 灵活性训练　手指功能达到一定功能后，可逐步进行对指练习及抓握物体的动作，以增加手指的灵活性，为老年人的日常生活能力打下基础（图 9-1-12）。

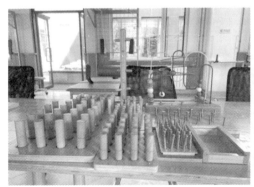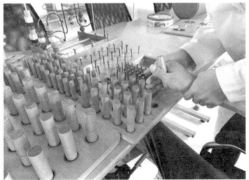

图 9-1-12　手功能训练

【注意事项】

1. 手功能康复训练通常在手指骨折、手部肌腱损伤、手部吻合手术以后，老年人需要在专业指导下进行康复训练。

2. 手功能康复训练需循序渐进，不可操之过急。

3.软组织损伤和骨折的修复需要早期进行适当制动，避免过早训练。

技能四　吞咽功能训练

【操作目的】

指导口腔、颈部术后恢复期、脑梗死、进食障碍等疾病的老年人进行吞咽动作的规范练习，促进吞咽功能恢复，提高生活质量。

【操作前准备】

1.老年人　介绍吞咽功能训练的目的及配合要点，取得老年人配合。

2.操作者　仪表整洁，洗手。

3.环境　清洁。

4.用物　冰冻棉签、肥皂水、风车、哨子、压舌板等。

【操作步骤】

1.院内吞咽功能康复训练

（1）寒冷刺激法：用冰冻的棉棒轻轻刺激老年人咽部，寒冷可刺激老年人分泌唾液，促进吞咽运动（图 9-1-13）。

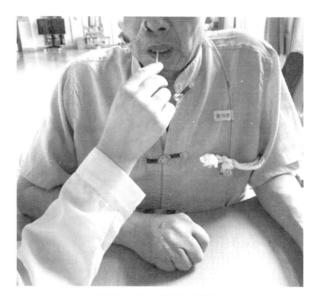

图 9-1-13　寒冷刺激法

（2）按摩软腭：长期按摩刺激有助于吞咽功能的康复，用拇指由硬腭后缘向腭垂方向轻轻按摩，注意避免按摩到患处。

（3）摄食直接训练：指导老年人尝试低头吞咽法，吞咽时颈部尽量前屈，该方法对延迟启动咽期吞咽、舌根部后缩不足、呼吸道入口闭合不足的老年人较适用。

2. 居家吞咽功能康复训练

（1）唇部练习：咬紧牙齿，说"咿""呜"声，维持 5s，每日做 5 次，还可进行吹气练习，如吹气、吹风车、吹肥皂泡、吹哨子等。

（2）下颌、面部及腮部练习：把口张开至最大，用下颌向左右两边移动或夸张地做咀嚼动作，最后紧闭嘴唇鼓眼，再将空气快速地在左右面颊内转移，分别维持 5s，重复做 5 ~ 10 次。

（3）舌训练：把舌头伸出口外，维持 5s 后缩回。后张口做卷舌运动，开口舌尖抬起到门牙背面并伸出，舌尖抬起到门牙背面贴硬腭向后卷。最后做抗阻训练，伸出舌头用压舌板压向舌尖与舌尖抗力等，分别维持 5s，重复 5 ~ 10 次。

【注意事项】

1. 摄食训练时要注意掌握好食物的分配，保证营养均衡，使老年人尽量保持在清醒的状态中进食。

2. 吞咽功能障碍的老年人，要做好口腔的清洁护理工作，以免影响吞咽功能的恢复。

技能五　认知能力训练

【操作目的】

提高老年人的认知水平，提高生活质量。

【操作前准备】

1. 操作者　仪表整洁，洗手。

2. 环境　清洁。

3. 用物　益智小游戏、音乐、识图卡片、识字卡片等。

【操作步骤】

1. 注意力训练　注意力训练包括反应时间训练、注意力的稳定性、选择性、转移性和分配性训练（图 9-1-14）。可对老年人进行划消测验，如给老年人一组不规律的数字，要求特定顺序划掉某个特定数字。

2. 记忆力训练　常见记忆训练有照片记忆、地图记忆、复述短故事等。在训练过程中，尽量保证环境简单、安静，避免过多物品或声音进行记忆干扰，可适当对老年人进行提示（图 9-1-15）。

3. 计算能力训练　计算能力训练常见方法有计算题目、购物场景模拟等。在训练过程中要保持耐心，老年人回答错误时给予提醒，回答正确时及时给予鼓励。

4. 知觉障碍训练　常见知觉障碍训练有躯体感觉认知、图形指认、故事图

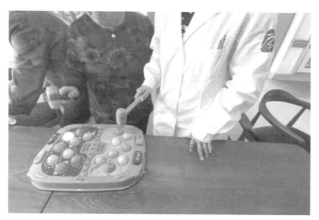

图 9-1-14　注意力训练

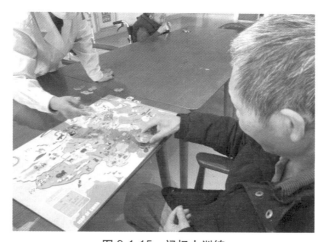

图 9-1-15　记忆力训练

片排序等。对于认知障碍老年人，长期进行相关认知训练是十分关键且有必要的，在训练过程中，要给予充足的人文关怀，避免引起老年人抗拒心理。

【注意事项】

1. 训练前需评估老年人存在哪些方面的认知障碍，针对老年人的特点制订相应的康复方法。

2. 认知能力训练方法不能照搬小学生的课程或平常做的低等级游戏，避免把老年人当作智力不正常的人进行训练。

3. 认知能力训练先从简单训练开始，逐渐过度到高级训练，避免挫伤老年人的积极性。

4. 认知能力康复训练需一对一、面对面，及时反馈训练效果并调整训练方法。

5. 可使用图表、小程序、认知训练软件等认知辅助工具，来弥补言语上的不足。

6. 建议每周实施 5 ~ 6 次，每次 1h，以老年人为主体，训练时间和强度需根据老年人具体情况进行调整。

第二节 失智老年人照护技能

技能一 失智老年人日常生活照护

【操作目的】

做好失智老年人的日常生活照护，满足其日常生活需求，促进舒适，提高生活质量。

【操作前准备】

1. 操作者 仪表整洁，洗手。

2. 环境 清洁、舒适。

【操作步骤】

1. 失智老年人的穿衣照护

（1）协助老年人将衣服按穿衣先后顺序叠放。

（2）避免太多纽扣的衣服，可用带拉链的衣服代替；尽量选择弹性裤腰，避免使用腰带；选择不需要系鞋带的鞋子；选用宽松的内裤，女性胸罩选用前扣式。

（3）耐心说服老年人接受合适的衣着，不要与之争执，慢慢给予鼓励，例如告诉老年人这件衣服很适合他（她），然后再告知穿着步骤。

2. 失智老年人的进食照护

（1）协助老年人定时进食，最好与他人一起进食。

（2）为失智老年人准备的食物宜简单、软滑，最好切成小块，老年人如果偏食，注意其是否有足够的营养摄入，及时提醒老年人调整进食种类。

（3）为老年人逐一解释进食的步骤并做示范，必要时予以喂食。

（4）进食时将固体和液体食物分开，以免老年人不加咀嚼就吞下食物，导致噎食及窒息。

（5）若老年人不停地想吃东西，可以把老年人用过的餐具放入洗碗盆或洗碗池，提醒老年人在不久前才进餐完毕。

（6）失智老年人若有义齿，必须确保安装正确并每天清洗。

（7）为老年人每天安排数次喝水时间，注意水温要适宜。

3. 失智老年人的睡眠照护

（1）白天尽量安排老年人进行一些有兴趣的活动，避免老年人白天睡觉时间过多。

（2）夜晚入睡前提醒老年人上趟洗手间，尽量避免或减少夜尿。

（3）给予老年人轻声安慰，协助其顺利入睡。

（4）若老年人以为是日间，勿与之争执，可陪伴老年人一段时间，再劝说老年人入睡。

4. 失智老年人的用药照护

（1）失智老年人常忘记吃药，吃错药，或重复服用，因此老年人服药时必须在旁全程陪伴。

（2）失智老年人常不承认自己有病，或者因幻觉、多疑而认为给的是毒药，所以他们常拒绝服药，需要照护者耐心说服，向老年人解释，也可以将药研碎拌在饭中吃下。

（3）对拒绝服药的老年人，一定要看着老年人把药吃下，让老年人张开嘴，观察是否已咽下，防止老年人在无人看管时将药吐掉。

（4）吞咽困难的老年人不宜吞服药片，最好研碎后溶于水中服用；昏迷的老年人由胃管注入药物。

（5）失智老年人服药后常不能诉说不适，要细心观察老年人有何不良反应，及时报告，调整给药方案。

（6）对伴有抑郁症、幻觉和自杀倾向的失智老年人，一定要妥善放置药品，避免老年人擅自取用。

5. 失智老年人的安全照护

（1）为老年人提供较为固定的生活环境，尽可能避免搬家。当老年人要到一个新地方时，最好能有他人陪同，直至老年人熟悉新的环境和路途。

（2）老年人外出时最好有人陪同或佩戴写有联系人姓名和电话的卡片或手环，以便于迷路时被人送回。

（3）失智老年人常可发生跌倒、烫伤、烧伤、误服、自伤或伤人等意外，应采取防护措施尽量防止意外发生。

1）应将老年人的日常生活用品放在其看得见、找得着的地方，减少室内物品位置的变动，地面防滑以避免跌倒。

2）老年人洗澡、喝水时水温不能太高，热水瓶应放在安全的位置，避免碰撞，以防烫伤。

3）不要让老年人单独承担家务，以免发生煤气中毒，或因缺乏应急能力而导致烧伤、火灾等意外。

4）有毒、有害物品应放入加锁的柜中，以免误服中毒。

5）尽量减少老年人的单独行动，锐器、利器应放在隐蔽处，以防失智老年人因不愿给家人增加负担，或在抑郁、幻觉或妄想的支配下发生自伤或伤人的情形。

6）正确处理老年人的过激行为。当老年人不愿配合治疗和护理时，不要强迫老年人，可稍待片刻等老年人情绪稳定后再进行。当老年人出现暴力行为时，不要以暴易暴，保持镇定，尝试转移老年人的注意，找出导致暴力表现的原因，针对原因采取措施，防止类似事件再发生。如果暴力行为发生频繁，与医师商量，给予药物控制。

6. 失智老年人的心理护理

(1)陪伴关心老年人。鼓励家人多陪伴老年人，给予老年人各方面必要的帮助，多陪老年人外出散步，或参加一些学习和力所能及的社交、家庭活动，使之消除孤独、寂寞感，体验到家庭的温馨和生活的快乐。

(2)开导老年人。多安慰、支持、鼓励老年人，遇到老年人情绪悲观时，应耐心询问原因，予以解释，播放一些轻松愉快的音乐，以活跃气氛、改善情绪。

(3)维护老年人的自尊。注意尊重老年人，对话时要和颜悦色，专心倾听，回答询问时语速要缓慢，使用简单、直接、形象的语言；多鼓励、赞赏、肯定老年人在自理和适应方面做出的任何努力。切忌使用过激的语言，如呆傻、愚笨等贬义词汇刺激老年人。

(4)不嫌弃老年人。要有足够的耐心，态度温和，周到体贴，不厌其烦，积极主动地去关心照顾老年人，以实际行动关爱老年人。

(5)给予失智老年人的照顾者支持与指导：教会照顾者和家属自我放松的方法，合理休息，寻求社会支持，适当利用家政服务机构、社区卫生服务机构、医院和专门机构的资源，组织有失智症老年人的家庭进行相互交流，相互联系与支持。

【注意事项】

1. 尽量为失智老年人创造舒适环境，餐后协助其清洁口腔，做好口腔卫生。

2. 协助失智老年人勤翻身，做好皮肤的清洁和护理，预防压疮的发生。

3. 对于轻、中度失智老年人，应尽可能给予自我照顾的机会，并进行生活技能训练，如鼓励老年人洗漱、穿脱衣服、用餐、如厕等，以提高老年人的自尊。应理解老年人的动手困难，鼓励并赞扬其自我照护的行为。

4. 老年人完全不能自理时应有专人护理，注意营养的补充，防止感染等并发症的发生。

技能二　失智老年人认知能力训练

【操作目的】

提高失智老年人的认知水平,减少认知能力不足对失智老年人本人及其家庭、朋友和相关人员等产生的消极影响。

【操作前准备】

1. 操作者　仪表整洁,洗手。

2. 环境　清洁、舒适。

【操作步骤】

1. 记忆力训练

(1) 通过语言重复短时间内记忆的材料,以提升记忆能力,如采用带不同数字的卡片,组成不同数字,操作者读出数字后,要求老年人复述内容。

(2) 给老年人展示熟悉的旧物、老电影、老照片,引导老年人回忆并阐述物品的名称、使用方法、出现场景、社会背景等。

(3) 根据老年人的生活习惯,调整生活环境,并将老年人常用物品放在其熟悉的地方。

2. 计算能力训练　根据病情选择难易程度,以简单算数运算为佳,也可以运用划消任务、画钟任务等帮助改善老年人的计算能力,注意循序渐进,不可操之过急。

3. 运动训练　可采取贴画、拼图等训练,锻炼手指的灵活性和色彩辨识能力。

4. 思维训练　让老年人做一些简单的分析、判断、推理、计算训练。合理安排脑力活动的时间,训练老年人的思维活动。例如,让老年人围绕某一个物品或动物尽量说出一些与之相关的内容如"猫有什么特征,会做哪些事?",让老年人看报纸、听收音机、看电视等。帮助老年人理解其中的内容,并与其讨论这些内容。

5. 知觉障碍训练

(1) 训练识别自己和别人的身体各部位,身体的左右概念等。

(2) 可进行与物品相关的各种匹配强化训练,如图形 - 汉字匹配、图形的相似匹配、声 - 图匹配、图形指认等 (图 9-2-1)。

(3) 可采用故事图片排序训练的方法,根据老年人的进步可逐渐增加故事情节的复杂性。

【注意事项】

1. 训练计划应在充分评估老年人状态的基础上制订,应具有针对性。

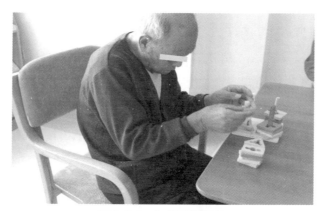

图 9-2-1　知觉障碍训练

2. 失智老人的认知能力训练方法必须具有专业性，切忌将小学教材或游戏与认知训练混为一谈。

3. 训练内容的设计应具有连续性，训练程度由易到难，循序渐进。

第10章

安宁疗护技能

第一节　症状控制照护技能

技能一　疼痛照护

【操作目的】

采取恰当的措施为老年人缓解或解除疼痛，促进舒适。

【操作前准备】

1. 操作者　仪表整洁，洗手。

2. 环境　清洁。

3. 用物　热水袋、冷敷用物，必要时准备镇痛药物。

【操作步骤】

1. 评估老年人疼痛程度、时间、部位、性质及伴随症状等，及时汇报给医护人员。

2. 尊重并接受老年人对疼痛的反应，建立良好的照护关系。照护人员不能以自己的体验来评判老年人的感受。

3. 根据老年人的性别、年龄、性格、文化、宗教及信仰等个体特征教育指导老年人正确认识疼痛及镇痛措施，减轻老年人的焦虑、恐惧等负性情绪，从而缓解疼痛压力。

4. 设法消除或减少引起疼痛的原因，避免引起疼痛的诱因。

5. 通过参加有兴趣的活动，看报、听音乐、与家人交谈、深呼吸、放松按摩等方法分散老年人对疼痛的注意力，以减轻疼痛。

6. 尽可能地满足老年人对舒适的需要，如帮助变换体位，减少压迫；做好各项清洁卫生护理；保持室内环境舒适等。

7. 可利用按摩等方法，达到活血化瘀，疏通经络的目的，对减轻疼痛有一定的效果。

8. 物理镇痛：应用冷、热疗法可以减轻局部疼痛，如采用热水袋、热水浴、局部冷敷等方法。

9. 泡澡或淋浴：泡澡或淋浴也可改善疼痛。热水能舒缓肌肉、韧带的僵硬，淋浴时水波流动的按摩作用可促进组织新陈代谢与血液循环。

10. 严重疼痛的老年人应采用综合治疗的方法，遵医嘱给予镇痛药物，同时指导老年人使用非药物方式减轻疼痛。

【注意事项】

1. 对于不想公开表达疼痛的老年人，可以根据他们的睡眠障碍、活动变少、发汗、皮肤苍白、食欲缺乏、面部痛苦表情等表现来判断疼痛是否存在。

2. 镇痛药物使用后，要注意预防药物的不良反应，及时与医护沟通。首次服用吗啡类药物除了观察用药效果，还要观察老年人有无恶心、呕吐、头晕、血压下降、呼吸减慢等症状。

3. 注意安全护理，如果老年人服药后出现头晕、血压下降，要注意防止跌倒及坠床的发生，如呼吸降至 8 次 / 分，应立刻拨打急救电话，送医院进行救治。

技能二　咳嗽、咳痰照护

【操作目的】

缓解老年人咳嗽、咳痰症状，减轻带来的不适，辅助医护治疗。

【操作前准备】

1. 操作者　仪表整洁，洗手。

2. 环境　清洁。

【操作步骤】

1. 观察咳嗽的发生时间、诱因、性质、节律、与体位的关系、伴随症状、睡眠等。

2. 观察咳痰的难易程度，观察痰液的颜色、性状、量、气味和有无肉眼可见的异常物质等。

3. 提供整洁、舒适、温湿度适宜的环境，减少不良刺激。

4. 协助老年人保持舒适体位，避免受凉、刺激性食物等诱因，注意保暖。

5. 对于慢性咳嗽者，给予高蛋白、高维生素、足够热量的饮食，多次少量饮水。

6. 促进有效排痰，具体措施包括深呼吸、有效咳嗽、背部叩击等，痰液黏稠不易咳出，可给予氧气雾化、祛痰药、机械吸痰等。

（1）有效咳嗽

1）鼓励老年人做缩唇呼吸，即鼻吸气，口缩唇呼气，以引发咳嗽反射。

2）操作者双手稳定地按压胸壁下侧，提供一个坚实的力量，有助于咳嗽。

3）老年人取坐位或半卧位，屈膝，上身前倾，双手抱膝或在胸部和膝盖上置一枕头并用两肋夹紧。

4）指导老年人深吸气后屏气 3s（有伤口者，操作者应将双手压在切口的两侧），然后腹肌用力及两手抓紧支持物（脚和枕），用力做爆破性咳嗽，将痰咳出。

（2）背部叩击：协助老年人取坐位或侧卧位，操作者将手固定成背隆掌空状，有节奏的从肺底自下而上，由外向内轻轻叩打背部。边叩击边鼓励老年人做爆破样咳嗽（图 10-1-1）。

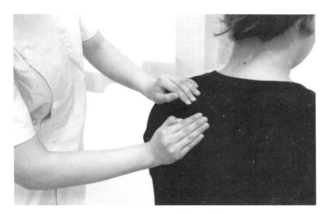

图 10-1-1　背部叩击

7. 记录痰液的颜色、性状、量，正确留取痰标本并送检。

8. 指导老年人掌握正确的咳嗽方法，正确配合雾化吸入。

【注意事项】

1. 咯血、气胸、心脏病风险较高的老年人应谨慎拍背、吸痰。

2. 在病情许可情况下，增加老年人活动量，有利于痰液的松动。

技能三　恶心、呕吐照护

【操作目的】

缓解老年人恶心、呕吐症状，安抚老年人，减轻不适感，预防并发症。

【操作前准备】

1. 操作者　仪表整洁，洗手。

2. 环境　清洁无异味。

3. 用物　必要时准备止吐药等对症药物。

【操作步骤】

1. 观察老年人恶心与呕吐发生的时间、频率、原因或诱因，呕吐的特点及呕吐物内容、颜色、性状、量、气味，伴随的症状等。

2. 观察老年人生命体征、神志、营养状况，有无脱水表现，腹部体征。

3. 协助老年人取坐位或侧卧位，预防误吸、呕血。

4. 清理呕吐物，更换清洁床单，老年人病情允许的情况下可开窗通风。

5. 协助医护人员进行必要的生命体征及病情监测。

6. 记录每日出入量、尿比重、体重及电解质平衡情况等。

7. 剧烈呕吐的老年人暂禁饮食，及时补充水分和电解质。

8. 给予老年人适度的言语或非言语安抚。

【注意事项】

协助医护人员尽早纠正诱因及使用对症处理药物，避免老年人出现误吸、消化道出血、虚脱等。

技能四　腹胀照护

【操作目的】

减轻或解除老年人腹胀症状，给予饮食指导，促进老年人舒适。

【操作前准备】

1. 操作者　仪表整洁，洗手。

2. 环境　清洁。

3. 用物　必要时准备对症药物。

【操作步骤】

1. 停止进食，将老年人安置于较温暖的环境中。

2. 顺时针按摩腹部，也可以用温热毛巾热敷于腹部。

3. 协助老年人趴在柔软的抱枕上，有助于快速排气；或使老年人处于平躺位置，通过屈膝、抬臀等动作帮助肠道蠕动。

4. 尝试饮用适量柠檬水，有助于促进胃肠道蠕动，缓解腹胀。

5. 必要时可以在医师指导下口服促进胃动力的药物。

6. 部分消化系统出现病变的老年人，必要时遵医嘱禁食、水，让胃肠道得到充分休息。

【注意事项】

1. 使用热敷、针灸、适度按摩等非药物治疗时，务必做到勤观察、勤反馈。

2. 指导老年人清淡饮食，避免食用容易胀气的食物，如豆类、萝卜、薯类等，同时适量补充温水，少食多餐，进食速度要慢。

技能五　水肿照护

【操作目的】

观察水肿病情变化，减轻老年人不适感，预防水肿部位出现压疮等皮肤并发症。

【操作前准备】

1. 操作者　仪表整洁，洗手。

2. 环境　清洁。

3. 用物　出入量记录单，必要时准备对症药物。

【操作步骤】

1. 观察水肿的部位、时间、范围、程度、发展速度，与饮食、体位及活动的关系，观察老年人的心理状态，伴随症状。

2. 轻度水肿老年人限制活动，严重水肿老年人取舒适体位卧床休息。

3. 密切监测体重和病情变化，必要时记录每日液体出入量。

4. 限制钠盐和水分的摄入，根据病情摄入适当蛋白质。

5. 协助医护治疗，遵医嘱使用利尿药或其他药物，观察药物疗效及副作用。

【注意事项】

做好水肿部位及周围皮肤的皮肤护理，预防出现压疮，保持皮肤完整性。

技能六　厌食照护

【操作目的】

减轻厌食情绪，保证营养支持，预防口腔疾病的发生。

【操作前准备】

1. 操作者　仪表整洁，洗手。

2. 环境　清洁无异味。

【操作步骤】

1. 观察老年人进食、牙齿、口腔黏膜及皮肤完整性情况。

2. 观察老年人有无贫血、低蛋白血症、消化、内分泌系统等疾病的表现，观察有无影响老年人进食的药物及环境因素。

3. 每天或每餐为老年人提供不同的食物，增加食欲，在进餐时减少任何可能导致情绪紧张的因素。

4. 少食多餐，在老年人需要时提供食物，将食物放在老年人易拿到的位置，对于自理能力低下的老年人给予喂饭。

5.尽量提供老年人喜爱的食物及一些不需要太过咀嚼的食物。

6.改善就餐环境和氛围，鼓励集中用餐，增加摄食的兴趣和乐趣。

7.指导老年人在病情允许的情况下多活动，活动形式和量应个体化。

8.遵医嘱予以营养支持，不宜强调传统的低脂、低盐、低糖饮食，应优先考虑老年人愿意吃下去的食物。

9.了解老年人的心理感受，疏导其心理压力，使老年人对环境、自己身体状况等有客观的认识。

【注意事项】

注意照顾老年人的情绪，不要强迫老年人吃东西，可能会引起误咽、肺炎的发生，还会让他们产生负面情绪，加重拒食、厌食的行为。

技能七　口干照护

【操作目的】

缓解口干症状，促进舒适，减少口腔疾病发生。

【操作前准备】

1.操作者　仪表整洁。

2.环境　清洁无异味。

3.用物　适量温度适宜的饮用水。

【操作步骤】

1.观察老年人口腔黏膜完整性及润滑情况，有无口腔烧灼感。

2.观察老年人有无咀嚼、吞咽困难或疼痛以及有无味觉改变。

3.观察有无引起老年人口干的药物及治疗因素。

4.鼓励老年人少量多次饮水，饮食干稀结合，尽量多喝汤汤水水，避免过咸和辛辣的食物，以免加重口干。

5.鼓励老年人适当吃一些酸味的新鲜蔬果，如山楂、杏、猕猴桃、草莓等，这类食物富含粗纤维，需经充分咀嚼方能下咽，而咀嚼的过程中可以有效刺激唾液腺分泌，注意有胃病或胃酸分泌过多的老年人不宜采用此办法。

6.枸杞可安神生津，对缓解口干有一定功效，每天晨起和晚睡前，老年人可嚼服约10g枸杞，或取10～30g新鲜枸杞用水煎服。

7.增加环境中空气的湿度，协助老年人进行口腔护理，保持口腔清洁，必要时使用漱口剂。

【注意事项】

1.口干不能短时间内缓解的老年人可能是其他疾病引起，应全面检查病因，积极治疗原发病。

2. 为老年人口腔护理操作时应动作轻柔，避免强行剥脱血痂、表面覆膜，警惕润滑液或漱口液误吸的情况发生。

第二节　临终舒适照护技能

技能一　心理照护

【操作目的】

协助缓解濒死老年人心理上的各种苦楚，缓和面对死亡的恐惧与不安，提高老年人的生活质量，维护老年人人格及生命的尊严。

【操作前准备】

1. 操作者　仪表整洁，洗手。

2. 环境　清洁、温馨、安静。

【操作步骤】

1. 营造适宜的照护氛围。为老年人提供一个舒适、安全的环境，热心、耐心、细心地开展照护，与老年人建立和谐的关系。

2. 尽量满足老年人的合理需要。照护者要掌握每个老年人的特点和需要，针对老年人存在的具体问题，及时调整措施，从而满足老年人的合理需要。

3. 让老年人适应社会角色。人突然生病后，容易手足无措，一时间无法接受生病这一现实，甚至会否认、逃避的态度，消极地面对这一事实。针对此类问题，照护者应该给予老年人更多的心理支持与鼓励，帮助老年人从消极态度转变为积极态度，接受自己患病这一事实，更好地适应角色的转变。

4. 增强老年人对疾病的应对能力。积极调动老年人战胜疾病的主观能动性，使老年人的适应能力相应提高。

5. 根据照护者对老年人病情的理解，有针对性地对老年人进行安抚、鼓励、引导等。常用的措施为倾听与点头、关心与安慰、鼓励与支持、解释与引导。

6. 激发老年人的主观能动性，使其尽可能地参与自己的日常生活照护，让老年人认识到解决问题的能力来自自身。

7. 了解老年人与家庭成员之间的关系，引导老年人家属为老年人提供心理支持和安慰，使老年人克服心理障碍。

【注意事项】

1. 尊重和关心老年人，建立起信任、和谐的照护关系，形成良好氛围。

2. 在亲属配合下对老年人进行心理支持和帮助。

🐞 技能二　芳香疗法

【操作目的】

利用香气的氛围达到保健、镇痛、消炎、抗痉挛、抚慰心灵的目的。

【操作前准备】

1. 老年人　介绍操作方法及配合要点，取得老年人的配合。评估老年人的状况，有传染性疾病、皮肤感染、骨折及高热的老年人不宜按摩，按摩前30min禁饮食。

2. 操作者　仪表整洁，洗手。

3. 环境　清洁、温馨、安静，关好门窗，室温保持在22～24℃，拉上窗帘或使用屏风遮挡。

4. 用物　根据皮肤敏感程度准备精油。

（1）正常皮肤：10ml基础油加10滴单方精油。

（2）轻微敏感：10ml基础油加5～7滴单方精油。注意单方精油的滴数是必须包含不同精油的总滴数（通常调配3～4个单方精油就可以，避免太多精油混在一起）。

【操作步骤】

1. 使用前需做皮肤测试：在10ml的基础油中加入一滴精油（1%稀释），将其抹在老年人耳后、手肘弯曲处或手腕内侧，24h内不要清洗掉，如果没有红肿、刺激反应表明老年人的身体可以使用此种精油进行按摩。

2. 腿后部推拿（约15min）

（1）协助老年人躺卧在床上，左腿暴露，右腿做好遮盖和保暖，先推拿左腿，再用同样的方法推拿右腿。

（2）操作者用左手的全掌从老年人跟骨推到坐骨结节（经过腘窝时，力量稍微减少），再用右手的全掌从跟骨推至腘窝。左右手动作交替（当右手接近腘窝时左手回到起始位），形成一套连续的、有节奏的摩擦手法，做9次。

（3）将老年人的脚抬起与床成45°，左手掌根从跟骨推至腘窝，做9次。

（4）操作者站在床尾，双手环抱老年人的足部，双手拇指同时从跟骨推至腘窝（双手拇指用力），有节奏地交替揉捏，随后双手五指并拢，置于老年人小腿两侧，从跟骨到腘窝做对称性的挤压腓肠肌（图10-2-1）的动作，做3次。

（5）操作者回到床的左边，右手置于脚踝处，左手手掌在老年人大腿后外侧部和后中部做揉捏动作（拇指翘起），再用左手置于腘窝处，右手手掌在老年人大腿后内侧部做揉捏动作（拇指翘起），每个部位揉捏2次。

（6）双手手掌同时在老年人小腿腓肠肌肌腹做揉捏动作（拇指翘起），揉捏

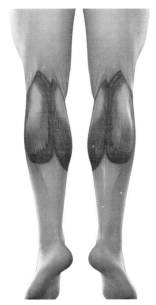

图 10-2-1　小腿腓肠肌位置

2 次。

（7）用双手手指关节交替推拿老年人小腿后侧，从跟骨推至腘窝下部，随后同法推拿大腿的侧面，从腘窝上部推到坐骨结节（坐位时摸到的臀部下方的骨性突出）。动作要流畅连续，各做 3 次。为有血管疾病的老年人推拿时不宜用指关节，可以用指尖。

3. 背部和颈部推拿（约 25min）

（1）操作者站在老年人的左手侧，双手全掌着力，分别沿脊柱两侧从骶骨推至第 7 颈椎，然后沿腋后线轻轻回到骶骨，做 2 次。

（2）用右手的示指和中指沿脊柱的两侧从骶骨轻推至第 7 颈椎，从第 7 颈椎再推至到骶骨，双手拇指指腹着力，按压脊柱两侧。两拇指间距约 1 英寸（相当于 2.54cm），当老年人呼气时按压，先按压右侧，再按压左侧。

（3）双手全掌着力，沿脊柱两侧从骶骨推至第 7 颈椎，双手示指、中指指腹着力，从脊柱右侧的肩胛骨下角到肩峰，进行轻推运动，用力深而有节奏，做 9 次（左右手各推 1 下为 1 次），在脊柱左侧重复。

（4）双手手掌同时在两侧肩胛骨背面肌群做揉捏动作（拇指翘起），双手掌根揉捏肩部的斜方肌（拇指翘起）。

（5）用双手示指从老年人身体右侧腋窝水平开始，沿着背部向下，挤压组织然后释放，一直做到臀部，再从老年人身体左侧腋窝水平开始，重复做 1 遍。

（6）操作者将双手五指分开放在老年人脊椎棘突的右侧，用力向外侧推，沿背部向下再返回到左侧，在老年人左侧重复做 1 遍。

（7）双手的示指、中指、环指三指指腹着力，在臀中肌和臀大肌的上部按揉，再同法按揉臀中肌和臀大肌的下部，做 2 次。

（8）在臀部的外侧缘和腰部进行 S 状的揉捏，先右侧再左侧，各揉 6 次。用伸展开的手指（扇形展开）交替在臀部和下背进行推拿，做 6 次（左右两手各推 1 下为 1 次）。

4.擦净老年人身上的精油，协助老年人取舒适卧位。

【注意事项】

1.调配好的精油要贴日期和品名，装入深色玻璃瓶，40d 内用完，避免阳光直射，特别是柑果类精油，要严格避光保存。

2.除茶树、薰衣草以外的单方精油不可直接用于老年人皮肤上。

3.最好在早晨起床后或晚上睡觉前为老年人进行按摩，避免在饭后 30min 内或饥饿的时候按摩。

4.操作时间要适宜，不要超过 90min，按摩时间过长容易造成肌肉过度按压，从而引起酸痛，按摩时间太短则无法达到肌肉放松的效果。

5.操作过程中避开老年人的眼睛，若精油进入老年人眼睛里，要及时用生理盐水冲洗或尽快去最近的医院寻求救治。

6.操作过程中注意观察老年人的反应，若老年人不舒服应停止操作并及时报告。

技能三　指压按摩

【操作目的】

为临终老年人放松身体、调节情绪，提高舒适感和安全感。

【操作前准备】

1.操作者　仪表整洁，洗手。

2.环境　清洁、温馨、安静。

【操作步骤】

1.指按　用手指指端或指腹按压穴位。可按而静止不动，也可按而左右拨动，或按而揉动，或按而微微颤动，或按而滑行移动，或按而起伏，松紧交替而波动。

2.爪掐　用指甲掐切穴位。

3.点压　用屈曲的示指或中指近端指关节的背侧面按压穴位。

4.叩点　将手指微曲，示指按住中指背，拇指抵住中指掌侧面的远端指间关节，小指及环指握紧，利用腕臂之力，指端快速地反复叩点穴位。

5. 指拔法　用手指指腹按住痛点，然后做屈伸、旋转等动作，直至痛点处由疼痛转变为按压不痛或稍觉疼痛，随后用按住原痛点的手指指腹轻柔地做向下、向外的平行推动或扣拨数次。让老年人活动几下，找出新的痛点，重复操作。如此反复多次，直至疼痛及肢体活动障碍消失或显著减轻为止。

【注意事项】

1. 指压按摩宜在老年人饭后 1 ～ 2h 进行。

2. 指压按摩时让老年人放松全身，不要浑身僵硬，避免用力过大造成其他损伤。

3. 指压按摩时间不宜过长，一个部位最长 20min，否则效果过犹不及。

技能四　遗体料理

【操作目的】

1. 维持良好的尸体外观，易于辨认。

2. 安慰家属，减轻哀痛。

【操作前准备】

1. 操作者　仪表整洁，洗手，戴手套、口罩。

2. 环境　清洁。

3. 用物　寿衣，尸单、血管钳、不脱脂棉球、剪刀、尸体识别卡、梳子、松节油、绷带。擦洗用具、屏风，有伤口者备换药敷料。

【操作步骤】

1. 洗手、戴口罩、填写尸体识别卡，用屏风遮挡。

2. 征得家属同意，了解并尊重老年人的遗愿，使家属暂离。

3. 撤去一切治疗用物（输液管、氧气管、导尿管等）。

4. 将床放平，使尸体仰卧，头下置一枕头，脱去衣裤，留一大单遮盖尸体。

5. 洗脸，有义齿者代为装上，闭合口、眼。若眼睑不能闭合，可用毛巾湿敷或于上眼睑下垫少许棉花，使上眼睑下垂闭合。嘴不能闭紧者，轻揉下颌或用四头带托起下颌。

6. 用血管钳将棉花垫塞于口、鼻、耳、肛门、阴道等孔道。

7. 擦净全身，更衣梳发。用松节油擦净胶布痕迹，有伤口者更换敷料，有引流管者应拔出后缝合伤口或用蝶形胶布封闭并包扎。

8. 穿上尸衣裤，用尸体识别卡做好尸体标识，用尸单包裹尸体，用绷带在胸部、腰部、踝部固定牢固。

9. 移尸体于平车上，盖上盖单，通知太平间。

10. 处理床和床旁桌等，协助家属整理遗物。

【注意事项】

1. 遗体料理应在死亡后尽快进行，以防尸体僵硬。

2. 应维护尸体的隐私权，注意遮挡其隐私部位并将其安置于自然体位。

3. 做遗体料理时，态度应严肃认真，尊重死者，满足家属的合理要求。

4. 垫塞的棉球不可外露。